いくつになっても「輝いている人」の共通点

斎藤茂太

祥伝社

『心はからだを助け、からだは心を救う』改題

まえがき

本人はそれほど意識していないのに、なぜかしら輝いている人がいる。毎日が楽しく、希望に満ちている。仕事が面白い。ユーモアが好きで、いつもニコニコ笑っている。怒っている姿を見たことがない。そういう人だから、その人の周りはいつも明るい。職場や家庭に、ぜひ一人はいてほしい存在だ。

こういう人たちは、明るいだけではない。病気になかなかかかりにくく、万一病気になったとしても治りが早い。入院という事態になっても、それを楽しんでしまう。さらに、なにを食べてもおいしく感じられ、布団《ふとん》にはいるとすぐに熟睡できる。そして朝がくれば爽《さわ》やかに目覚め、また活動的な一日を送る。

誠にうらやましい限りだが、こういう人たちとそうでない人たちの違いは、いったいどこにあるのだろうか。

私の観察によれば、輝いている人たちというのは、どうやら、「心」と「からだ」のバランスのとり方に秘密があるらしい。

　バランスというのは、とても大事なものである。

　会計学の言葉で「賃借対照表」というのがある。英語でいえば「バランス・シート」だ。この均衡が崩《くず》れると経済が危うくなる。

「車の両輪」という言葉も同様の意味で使われる。両輪がバランスよく作動して、初めて車は滑《なめ》らかに前進する。両輪が互いに助け合ってうまくやらないと、車は動かないというのである。

　医学的な分野では、自律神経系があげられる。ご承知のように、自律神経は大脳の命令なくしてからだのバランスを正常に維持するために自動的に作動する神経だ。簡単にいえば、暑ければ血管が拡張して自動車のラジエーターのごとく放熱をし、また汗を出して放熱を促し、体温が過度に上昇するのを防ぐといった具合だ。

　食べ物が胃に入れば、自動的に消化液が分泌《ぶんぴつ》されるのも同様だ。ご承知のように自律神経は交感神経と副交感神経とに分けられる。この二つの神経のどちらかひとつの調子が乱れても、車の両輪と同じように自律神経がうまく働かなくなる。つまり自律神経失調である。

自律神経が大きく関与している病気に心身症がある。心とからだの両方に関わるという病気だ。ストレスに襲われて心が不安定になるとからだのどこかに故障が起こるというメカニズムから発生する病《やまい》である。

不安が持続すると胃酸過多が起こり、胃が痛むということは多くの人々が経験しているだろうが、これがエスカレートすると胃潰瘍《いかいよう》に発展するのだ。

その逆もある。かつて結核が国民病といわれた頃、結核病院に往診を頼まれると、精神科医の私に、あっちの病棟からも、こっちの病棟からもお呼びがかかったものだ。からだの不具合が、精神に影響を及ぼすこともあるというなによりの証拠である。

本書では、心とからだが密接に関連し、どちらがバランスを失っても、もう一方に故障を引き起こすという原理から、逆に「心」は「からだ」を助け、「からだ」は「心」を救うという相関を語りたい。

芭蕉《ばしょう》が『奥の細道』という大作をものしてから三百年あまり経《た》つが、あの作品の完成について語るにあたり、伴《とも》をしたお弟子の曾良《そら》の功績を忘れるわけにはいかない。曾良は事務的能力に優れ、あの大旅行に多大な寄与をしたのだ。つまり、右脳的人間の芭蕉を左脳的人間の曾良がサポートしたわけである。

「心」と「からだ」のバランスをいかにしたらうまく保つことができるか、そしていくつになっても輝いているためにはどうしたらよいのか、本書のメインテーマがこれである。

斎《さい》藤《とう》茂《しげ》太《た》

目 次

編集協力 波乗社

第1章　希望があれば病《やまい》は遠ざかる

免疫力を励まそう

希望をなくした人は心を病み、そしてからだが崩壊した

生きるために必要なこと、健康でいるために必要なことはなんだろうか。それはからだが丈夫であることと、誰もが思うだろう。

骨太く、肉付きがよく、血の巡《めぐ》りがよいこと。栄養バランスがいいこと。まず、土台がしっかりしていなくては、病気になったときやアクシデントが起きたときに、すぐにダウンしてしまう。病原菌をやっつける免疫力《めんえき》は、そういうしっかりとした肉体でこそ発揮されるものだと思う。だから、年を取ってからだにガタがくると、免疫力が弱まってすぐに病気になる。そういうふうに私たちは無意識のうちに思いがちである。からだのことは「からだ」にまかせるしかない、と。

だが、実はこういう考えはおかしいと、年を取るごとに強く思うようになってきた。というのも、私の周《まわ》りを見まわしても、病院にやってくる患者を診《み》ていても、心にトラブルがある人のほとんどが、からだのほうにもトラブルを抱えているからだ。そして、からだ

にトラブルのある人は心のほうも遅かれ早かれトラブルを抱え込んでしまう。

老人が、若い人よりもからだのトラブルが多いのは、からだの機能が衰えたというだけでなく、実は心のあり方が若者よりも不健康になっているからではないのだろうか。

無理をせずに楽しいことばかりの日々を送る若者にくらべて、年寄りたちが毎日を楽しく過ごすのはかなりのエネルギーを必要とする。気を抜くとすぐに、自分はもう希望も楽しみもないと思ってしまう。希望が失われることこそ、からだを不健康にする第一の理由なのである。

フランクルの『夜と霧』という本を読んだことがあるだろうか。第二次世界大戦中のナチス・ドイツが作った悪名高きアウシュビッツ収容所に入り、生還した精神科医が書いた本である。この本を読むと、人間が生きていくのに必要なものは、丈夫なからだ以上に「生きる」希望の力だということがわかる。

フランクルは生還したからこそこの本を書くことができたわけだが、収容所で死んでいった仲間も大勢いた。入所したときは同じような体力、同じような年齢であった人々を、死ぬ者と生き残る者に分けたのは、ひとえに希望の力であった。

アンネ・フランクの悲劇を持ち出すまでもなく、ナチスの作った収容所生活は想像を絶するひどさだった。生き残った人たちも、ほとんどが骨と皮だけだった。筋肉は削《そ》げ落ち、人間としてのプライドも生活も家族も失い、それでも彼らが持ち続けたのは、未来に向けた希望と、生きようとする精神力だった。

その力があったからこそ、あのひどい環境――飢え、寒さ、重労働、虐待、不眠など――を乗り越えることができたのである。

一方、希望を持てない人たちは、日々の苦しさしか目に入らない。ひどい食事、ひどい労働、ひどい環境……そういうものに心が打ちのめされる。心が打ちのめされると、生きたいという気持ちがなくなってくる。過酷な状況の中では、生きたいという希望はからだを支える最後の砦《とりで》である。一度倒れてしまうと、元の体力を回復するのは至難の業《わざ》である。そうして、多くの人たちが強い精神力を持てないままバタバタと死んでいった。

アウシュビッツの収容所だけの話ではない。中国の文化大革命当時のドキュメンタリーを読んでも、地方に下放《かほう》されて生き残った人は、例外なく強い精神の持ち主だったようだ。「こんなことで負けてたまるか」という気持ちが彼らを生き延びさせたのである。

これらはどれも極限状態の話である。

だが、「私には関係ないこと」などとは思わないことだ。いかなる状況でも、生き残った者と死んでいった者がいる。その差は、「なにくそ」と思う闘争心と、未来を夢見る希望の力だった。その気持ちがあるかないかが、からだという生命を長らえさせる秘訣《ひけつ》のようだ。からだの健康を支えるのは、栄養とか骨とか肉といった物理的なものではなく、希望という〝心の力〟なのである。

愛する人が死亡すると、残されたほうも病に倒れ、死にいたることが多い

人は一人では生きていけない――。「なにを当たり前のことを今さら」と思わないで、しばらくおつきあいをいただこう。

人間が、社会的に一人では生きていけないのは当たり前である。

もし地球上のほとんどの人たちが死に絶えたら、あなたはその日から食べることにも事欠くようになるだろう。人は、いろいろな人と持ちつ持たれつの関係で生きている。そういう社会的意味合いとしてだけでなくとも、人はたった一人ぼっちでは生きていけない動物である。

人が、明日も生きていこうと思う最大の理由は、人を愛するからではないだろうか。母親であれば、子どものために頑張ろうと思う。独身であれば、恋人のために頑張ろうと思う。夫婦であれば、つれあいのために頑張ろうと思う。恋人も夫もいなければ、親のために頑張ろうと思うかもしれないし、親友が頑張っているのだから自分も頑張ろうと思うか

もしれない。

こういうふうに、人は誰かを愛することで、今日を生き延び、明日に希望を持って生きていけるのだ、と私は思う。愛されることよりも、誰かを愛することのほうが、生きていくバネとなる。

だから、愛する人が亡くなったとき、人は自分自身が生きていく理由をも失ってしまうことがよくある。愛する人の死は、その人にとって人生最大のストレスとなる。

興味深い統計がある。

配偶者を亡くした人のうち、一年以内にがんを発病する人の割合が非常に高いというのだ。もちろんがんは突発的に発病するわけではない。おそらくは、ずっと昔からがん細胞がその人に取りついていたのだろう。配偶者がいて心身ともに張りのある生活を送っていたときには、免疫力でがん細胞を抑えていた。だが、配偶者の死という悲しみが抑うつ状態を引き起こし、その結果免疫力が弱まり、がん細胞が暴れ出してしまうのだ。実際、配偶者を亡くして悲嘆にくれている人たちのリンパ球の機能が、著《いちじる》しく低下していることを、オーストラリアの研究者たちが確認している。

また、こういう例もある。作家の重兼芳子《しげかねよしこ》さんは、残念なことに平成五年の夏にがんのために亡くなられたが、闘病記『いのちと生きる』に、たいへん興味深いことが書かれている。

がんの手術を受け意識が戻ったその床で、重兼さんはご主人が突然に亡くなったことを知らされるのである。その狼狽《ろうばい》の中で、ご自分の手足が原因不明のまひに襲われる。手術は成功し、術後の経過もよかったのに、である。足がもつれて転んでしまうし、見舞いの花束の受取りのサインをしようとしてもペンを握れなくなってしまった。

これは、がんの手術という精神的にも大きなストレスを受けたばかりの身に、ご主人の死というさらに大きなストレスが加わったことが原因であった。手術前はなんとしても生きなくてはと思っていたのだが、手術が無事に終わってみると、これから先の人生を共に歩むべき夫が忽然《こつぜん》とこの世から姿を消している。「生きなくては」という思いが遮断されるのは、無理のないことだったろう。

重兼さんは、その後、ご主人の葬儀のときのアルバムを見て、ご主人の死を受け入れて少しずつ立ち直っていく。彼女が立ち直れたのは、「書く」という使命感があったからではなかろうか。

ふつうはなかなかこうはいかない。がんにかかった患者本人も、残された配偶者も、かなりの高齢の場合が多い。お互いに頼り頼られながら、老後を生きていこうとしていた矢先の死は、残されたほうから生きる希望を奪い取ってしまうのだ。

専門家はこれを、「対象喪失」と呼んでいる。愛する対象をなくした人は生きていく意味を見失い、その不安がからだのバランスを崩し、ついには死にいたるというプロセスである。私が、冒頭で「人間は一人では生きていけない」、と書いたわけはこういうことであった。

心の絶望はからだの生きる意欲をなくす

絶望は生きる意欲をなくす……。

これは「もうすべての希望をなくしてしまった。生きていてつらい思いを味わい続けるより、いっそ死んでしまいたい」という心の問題ではない。あなたが絶望すると、からだが生きる意欲をなくすという話である。

実際に調査した結果もある。イギリスのタヴィストック人間関係研究所の調査によると、五五歳以上の男やもめは、妻の死後六か月以内の死亡率が異常なほど高くなるそうである。長年連れ添った心のよりどころをなくしてしまった絶望感は、時として人の肉体まで滅ぼしてしまう力を持っているといってよいのである。

たしかに、妻に先立たれると、がっくり老《ふ》け込んでしまうケースが多い。落ちくぼんだ頰《ほお》を見ていると、この夫婦がいかに深く愛し合っていたかと、しみじみと胸をつかれることがたびたびある。

また、配偶者の死だけでなく、「恋愛の死」、つまり失恋して心が落ち込んだとき、大カゼを引いたり、からだの調子を崩して寝込んでしまったなどという話は、巷《ちまた》でいくらでも聞いたことがあるだろうし、そういう体験をお持ちの方もあろう。

悲しみは人としての大事な感情であり、大切ななにかを失ったときにがっくりこないほうがどうかしている。悲しい目にあって、幾《いく》ばくかの時が過ぎたあと、人は大きく分けて二通りの生き方の選択を迫られる。すなわち、涙を拭《ふ》いて新たに人生を始めるか、いつまでもくよくよと思い悩み続けるかの選択である。

心がからだを病気に追い込むのは、いうまでもなく後者のタイプである。

純粋な悲しみが去ったあとで、すっかり悲観的になり、自分は運がないと思い込んでしまおうとする。なにか行動しても、どうせうまくいきっこないと思うし、一度悪いことがあるともう一生幸運は訪れないのだと思い込む。考え方がとことん悲観的になっていき、いつもふさぎ込んでしまう。

あなたがこんな人生を選択したとしたら、病気に門戸を開けて大声で「早く来て、病気にかからせてくれ」と言っているようなものである。

心が弱気になるとからだの中に入り込んだ細菌や、がんのような異物と闘う免疫系の働きが弱まる。弱気どころか絶望状態になっているとすれば、からだの働きにしろ推《お》して知るべしである。

それにからだが弱くなればなるほど、心はさらに萎《な》えてしまう。絶望から立ち直りたい気持ちになっても、とんと勢いがつかないのは、相当からだが衰えてしまった証拠である。

こうして心の抵抗力がなくなると、ますますからだも弱まっていく、という坂道を転げ落ちるような悪循環が起こる。心が悲観的になると、からだは敏感に察知して、自分をないがしろにし始めるのである。

「絶望感を長い間心に持ち続けることは、からだに病気を招く」という公式が成り立つといえるだろう。

将来に希望のある人は、病気をコントロールできる

Ｏ・ヘンリーの『最後の一葉』という小説をご存じだろう。

中学生のとき英語のテキストとして読んだ人も多いだろうが、あの話は「心と病」を考えるうえで、大きなヒントを与えてくれる。

肺炎で寝込んでいる主人公のジョアンナは、窓から見える蔦《つた》の葉が一枚一枚落ちていくのを見て、それに自分の運命を重ねる。

「あの葉っぱが落ちてしまったときには自分の命も終わるのだ」と。

だから、葉っぱが一枚ずつ落ちていくに従って、具合も悪くなっていく。それを聞いた老画家が嵐の夜に、蔦が這《は》っている壁に一枚の葉っぱを描く。結局このことが原因となって老画家は亡くなる。だが、最後まで葉っぱが残っているのを見たジョアンナは、生きていく力を得て、病を克服するのだ。

ジョアンナが葉っぱを通して見たものは、「未来」だったはずである。冬が来れば葉っ

ぱが落ちるのは、当たり前である。だが、その先には春がある。また緑の葉っぱが生えてくる。この「春」を思い描くことができるかどうかが大切なのだ。それが、生きる意欲となり、病に打ち勝つ力となる。

病気にかかり、それが命に関わるものである場合、独身者よりも結婚している人のほうが助かる見込みが大きく、生存期間が長いことが統計上わかっている。

知り合いの医師の話でも、春までもたないといわれた末期がんの患者が、夏に孫が生まれると聞いて、「せめて孫が歩き出すまでは生きていたい」と熱望し、結局それが力となって、それから三年あまりも生きることができたという症例もある。データからはじき出された近代医学の所見より、本人の意志、それも未来に対する熱烈な思いが病に打ち勝ったということだろう。

独身者よりも家族を持っている人のほうが、病に打ち勝つ可能性が高いのは、患者が家族との関わりによって、より具体的な未来の像を思い浮かべることができるからだ。孫が歩くようになるまで、娘が結婚するまで、妻が元気なうちは自分だけ先立つわけにはいかない……。この気持ちが自然治癒《ちゆ》力を高めるのである。

家族を強く思うことで、また、家族がなくても、たとえば仕事に生き甲斐《がい》を見出《みいだ》している人は、仕事の成果に未来の姿を見て、病と闘う力を得ることができる。本人が「この病を絶対に打ち負かす」と思うことは、患者自身や看護する家族たちが思っている以上に強い力を発揮するものである。

反対に、病に倒れて絶望感を抱いてしまうと、脳の生体調節機能がうまく働かなくなって、免疫力を抑制する物質が増加してしまうため、からだはますます疲弊し、ついに病を克服できないで死にいたる。

なにも、がんやエイズのような生死に関わる病ばかりではない。胃潰瘍《いかいよう》やカゼ、生理不順といった馴染《なじ》みのある病もまた、日々をどういう気持ちで暮らしているかということに深い関わりがある。

仕事が面白く、恋人や友人との屈託のない語らいが楽しいと思える日々ならば、たとえ、どんな病にかかろうとも心配はない。「早くよくなって、あのプロジェクトを完成させなければ」「治ったら休暇をとって家族と香港《ホンコン》に美味《おい》しいものを食べに行こう」と思えれば、からだは治ろうとする。

毎日が単調でつまらないと感じ、人間関係もうまくいっておらず、「どうせ生きてたってなんにもいいことなんかない」と思っていれば、病を呼び込みやすいからだになってしまっているだろう。いざ病気になったときには当然治りも遅い。

どんなに医学が発達しようとも、最高の薬は「希望」であり「病と闘うという自分の意志」であることには変わりはない。そういう意味で、自分自身が自分にとって〝最高の医師〟なのである。

気力がなくなれば免疫力も落ちる

「健康な状態と病気の状態とは、正反対のもの。その二つの間には果てしない差がある。健康は正であり善であり、病気というのは負であり悪なのだ」という考えがある。

いうまでもなく、この見方は間違っている。健康と病気という両極端の対立する状態があるのではない。健康から病気というのはひとつの連続した流れの中にあるのであり、ほんのわずかなズレでしかない。

からだの調子が、まったくもって好調だというときがある。なにを食べても美味しく、からだは軽く、仕事もはかどる。人との話が楽しいし、深夜まで酒を飲んでも、次の日に持ち越すことはない。周りがカゼで倒れても、ノドすら痛くなったりはしない。どうせならいつもこういう状態でいたいものだ。

反対に、だるくてなにもする気がせず、毎朝起きるのがおっくうで、会社に着いたとたん、疲れが出てきたなどというときがある。カゼ気味で早退したり、退社後、友達と一緒に食事をする気力すらもないときもある。

昨日までは快調だったのに、今日はまったくダメというのはよくあることだ。それはからだが一夜にして変わってしまったのではない。ほんの少しバランスが崩れただけなのだ。

そのバランスを司《つかさど》っているのが、「気力」であり、気力に左右されるのが「免疫力」である。

からだの調子が、気力に左右されるというのは理解しにくいことかもしれない。しょせん気力などは、精神的なもので、その力などたいしたことがないと考えがちである。だが、健康な状態というのは、ただからだになんの病原菌もいないから健康というよりも、気持ちが張り切っているということである。

からだの調子がいいときは、毎日の仕事が楽しく、人と話せば話すほどに自分の考えもクリアになる。人生に対して前向きで、なんでもやってやろう、なんでも見てやろうという気持ちがあふれている。つまり、「気力」に満ちているのだ。

反対にからだの調子が悪いときは、なんとなく気持ちのほうが満ちてこない。人と話すのはおっくうだし、仕事もやる気が出ない。

人は、ほんの少しのことで、気持ちが落ち込んだり、高揚したりする。その気持ちのゆれ具合が、実はからだのバランスを左右しているのである。

気持ちの落ち込みや、過度のストレスは、ホルモンや免疫の中枢《ちゆうすう》でもある下垂体《かすいたい》と呼ばれる部分に、マイナスの影響を与えることがわかっている。

ホルモンの分泌に悪影響が出れば、女性の場合なら生理不順や不妊症といった症状が出るし、新陳代謝も悪くなる。免疫機能が衰えれば、当然のようにカゼのウイルスに負けてしまうし、がん細胞の活動を抑《おさ》えることもできない。気持ちが高揚している人にくらべると、気持ちが落ち込んでいる人の免疫機能は、低下していることが確認されている。

健康な状態から、病気の状態にいたる間には、この「気力」と呼ばれる精神状態があるということを理解していただきたい。

健康なときと病気のときは、人間のからだの性質が変わってしまったわけではない。ただ、「気力」の低下によって、外からの侵入者を退治できなくなったというだけである。

ということは、気力を高めることで、免疫力も高まり、健康状態を維持できるということでもある。

人は気持ちが落ち込んだときにカゼを引く

私には、中小企業の社長をやっている知り合いがいる。中小企業とはいっても、一城の主《あるじ》であり、百名近い社員とその家族が彼の双肩《そうけん》にかかっているわけだから、バイタリティーにあふれている。人情家であり、細やかな精神と情熱も併《あわ》せ持っている。当然ながら社員はみな彼を慕《した》っている。

だが、若い社員に唯《ただ》一つ、「納得できない」という彼の主張があるらしい。それは、日頃から、「カゼは精神がたるんでいる証拠」と言っていることである。入社してまだ間もない社員がカゼを引いて休むと、このお小言を聞かされる。加えて、「入社したばかりで、今がいちばん一所懸命やらなくてはならないときなのに、カゼを引くなど、やる気がないのか」と電話口で怒られる。彼としては、サボりたくてカゼを引いたわけではないのにあんまりだ、というわけである。日頃、社員の話に耳を貸し、困っていることがあれば積極的に手を差し延べる社長だから、そのギャップに社員たちも戸惑《とまど》ってしまうらしい。

だが、私は彼の言い分がよくわかる。

カゼというのは、単純なからだの病のように見えて、実はその人の精神状態と深く関わっているものである。

「ここ十年くらいはカゼなど引いたことがない」という人がいる。カゼが流行して、社内でも次々に社員が休む中、彼はついに引かなかったということが何度もある。家族がカゼで倒れても、彼だけはなんとか引かずに流行をやり過ごしたこともある。

反対に、毎年一度は必ずカゼを引いて寝込む人もいる。

カゼを引かない人間と、いつも引いている人間に、そうそう体力的な違いがあるとは思えない。

違うのは、その人の気持ちの状態である。カゼなど引いたことがない、というタイプの人は、いつも精神に艶《つや》があるという印象を人に与える。前向きで、愚痴《ぐち》は言わない。仕事や家庭でいやなことがあっても、そのストレスを上手に素早く解消している。いやなことはいやとはっきりと言うし、好きなことには貪欲《どんよく》だ。人づきあいもいい。反対に、いつもカゼを引いている人は、毎日が面白くなさそうであったり、人に対して過度に気を遣いすぎていたり、いつもどこか悪いのか、疲れている様子である。

実は、カゼひとつをとっても、人間の心のありようがからだに影響して引き起こしているのだ。人は、体力的に疲れているときだけでなく、心が疲れているときにカゼを引きやすいものである。

ご存じのようにカゼはウイルスによって起こるのだが、いくらウイルスが体内に侵入してきても、気持ちが前向きなときには、からだの免疫力が正常に働くのできちんと退治してくれる。だが、気持ちが落ち込んでいるときは免疫力もつられて落ち込んでいるし、鼻やノドの粘膜の機能もよく働かず、体内に入ってきたウイルスを退治する力が出ずに、発熱してしまうのである。

入社以来、一度もカゼを引いたことのない男性が、地方勤務を命じられたとたん、四〇度もの熱に見舞われて寝ついたり、あるいは毎晩「アフター5」の活動が華やかで、どこにそんな体力があるんだと周囲を驚かせていた女子社員が、失恋したとたんにカゼを引いて、一週間休んだ、などという話はよく聞く。これらは、仮病ではない。心の落ち込みが、カゼに対抗する力を奪ってしまったことが原因である。

こう考えてみると、前述のあの社長がカゼを引いた人間に対して冷たいというのも、理解できるのではないだろうか。

彼は、カゼを引くからだの弱さを責めているのではない。なにかあると、すぐに落ち込んだり、ストレスを解消することができない気持ちの弱さを責めているのである。社会人ならば、からだと同じように心を強くすることにも気を配れ、というわけである。

明るく建設的に過ごせば、病になどかからない

人間というものは不思議なものだ。

同じような出来事でも、ある人はそれを「喜ばしいこと」として受け取り、ある人はそれを「不幸なこと」として受け取る。客観的に見れば同じ事柄が、受け取る人の感性や精神状態によってよくも悪くもなってしまう。機械や算術ならば、プラスかマイナスかが自《おの》ずと決まってくるが、人間は百人いれば百通りの受け取り方があり、そこに不幸や幸福が見え隠れする。つまり不幸も幸福も感じ方次第なのである。

どうせなら、なにがあっても深刻にならず、朗《ほが》らかな気分で日々の出来事を迎えたいものだと私も願っている。

たとえば、私が名誉会長をしている日本精神病院協会や、会長をしているアルコール健康医学協会などの集まりで、会の運営方針や細かなことに関して、いやなことを耳にはさむことがある。一度なら聞こえないふりもできるが、何度も続けば、こちらの気分も悪く

なってくる。ときには落ち込んだり、会長としての器《うつわ》を省《かえり》みて自己嫌悪に陥《おちい》ることもある。そんなときに、「これもまた、私が向上するいいチャンスだ」とか、「ありがたい意見を聞かせてもらった」などと思えれば、人生はなにが起こっても楽しく、ストレスも感じないでいられるだろう。実際にはそう思えるときは年に数えるほどしかないのだが。

社会医学者のサナザロという人は、人が病気になっていくときのプロセスを次のような五段階で表した。英語で表記するとすべての言葉の頭にＤがつくので、これを「サナザロの５Ｄの法則」と呼んでいる。

①不満を持つ（Dissatisfaction）⇩②不快に思う（Discomfort）⇩③病気になる（Disease）⇩④不能になる（Disable）⇩⑤死（Death）

まず、なにかいやなことが起きると、それに対して不満を持ち、そういう状態に不快感を感じる。これがいわゆるストレスだ。ストレスは病気を引き起こし、病気になるとからだの機能が不自由になって、行動が不可能になり、その状態に甘んじていると、ついにはからだの自由がなくなって、死にいたってしまうというものだ。

つまり、はじめの不満や不快といった段階で、なんとか心を建て直して、明るく建設的に過ごせば、③以下にはならないというのである。

二人の女性がいて、二人とも結婚をせずに、それぞれ仕事をして一人で暮らしているとする。だが、二人の心の中の情景は対照的だ。

一人は、独身で仕事を続けていることに限りない満足感を感じ、できればこのライフスタイルをずっと続けたいと思っている。一人で生きているという手応《てごた》えを感じながら、日々の仕事に生き甲斐を見出せば、ストレスなど感じることもないだろうし、心が落ち込んで、その落ち込みがからだをむしばんでいくということもないだろう。

反対にもう一人は、結婚しないという生き方を、世間からドロップアウトしてしまったように感じ、肩身の狭い思いをしている。仕事にも夢中になれず、一人で生きていく孤独感ばかりを持っている。彼女の場合は、きっと、ストレスと心の落ち込みが、からだをむしばんでいくのにそう時間がかからないであろう。

そうなったときに、彼女は病に立ち向かうだけの精神力を発揮できるだろうか。

心を晴々と保つためには、「足るを知る」ということが大切である。「不満」ではなく「満足」、「不快」ではなく「快感」。そう思う努力をすることである。

難しいことではない。思考のスイッチを負から正に換えるだけのことだ。はじめの思考パターンを換えるだけで、そののちのからだの調子が大きく違ってきてしまうとは、なんとも不思議な心とからだのしくみではないか。

健全なる肉体に健全なる精神が宿るというが……

「健全なる肉体に健全なる精神が宿る」

この言葉を聞くと、ある年齢以上の人はいやな気持ちに襲われるものだ。言うまでもなく、戦時中にはこの言葉が町中にあふれていた。なにしろ兵隊となって、敵をやっつけるのが、男子たるものの使命であり、本分だと教え込まれていた時代だったのだから、兵隊にもなれないような軟弱なからだの持ち主は、生きるに値しないという価値観が横行していた。健康なからだがあってこそ、一人前であり、健全な精神の持ち主であると言われていた。病気がちな人、痩《や》せている人は、どこか根性もひねくれた人間だと思われていた。

あれから五十年。

「健全なる肉体に健全なる精神が宿る」など、使い古されたキャッチフレーズだと私も思う。だが、「心とからだ」ということを考えていくと、この前時代的な言葉の含蓄《がんちく》を認めざるを得ないのである。

私の母は「猛母」というにふさわしい女性であった。九十歳近い高齢で亡くなったのだが、死ぬ間際まで世界中を飛び回っていた。それもお仕着せのパックツアーで観光地巡りというものではなく、南極探検やエベレスト登山や未開地の旅である。そういう場所に行こうというほどの人だから、意気軒昂《いきけんこう》、好奇心旺盛《おうせい》で、なんにでも首をつっこみたがった。若い人たちが多い集まりでもいつの間にか、話の中心に母がいた。

母のからだは病の巣窟《そうくつ》だった。若い頃の結核、カリエス、戦後の胃潰瘍、破傷風《はしょうふう》、ソ連で死にかけた腸閉塞《ちょうへいそく》などと枚挙にいとまがない。しかしそのたびになんとか生き残った。最後のがんには勝てなかったが、動物的なシンの強さが、九十歳近くまで肉体を保った。その背景にはむろん好奇心と変わり身の早さという「強い心」がある。

近頃、私も年を取ってきた。周りを見ると、当然ながら友人でも健康な友人と健康でない友人がいる。健康でいつも張り切ってからだを動かしている友人は、精神的にも非常に充実し、物事の考え方も明るい。反対に、始終どこか痛いとか、だるいとか言っている友人は、愚痴ばかりこぼし、悲観的なことを口にしたりする。要するに暗いのだ。

母の場合も、一部の友人の場合も「健全なるからだ」があったからこそ「健全なる精神」を保っていられたのではないだろうか。

アメリカの学会で面白いデータが発表された。

抑うつ状態やうつ病がひどくなると、自殺することがあるのはよく知られていることであるが、自殺してしまった人の脳を調べてみると、セロトニンという物質の量が、正常値の半分以下という場合が非常に多かったという。

このセロトニンという物質は、「生きる気力」をもたらす物質といわれ、この物質のおかげで気分が高揚するという。さらに驚くべきことに、セロトニンはジョギングなどのスポーツによって、脳の中に作られるのだという。だから、ジョギングを習慣にしている人たちは、生きる気力にあふれて、決して自殺を考えたりしないというのだ。

母も友人たちも、ジョギングを習慣にしているわけではないが、それでもいつもからだを動かしていることで、この物質の分泌《ぶんぴつ》をよくしていたのかもしれない。そしてそれが、彼らの精神をいつもハツラツとさせていたのだろう。

もちろん、こういう物質がわかる前から、からだを動かして健康な状態にもっていくほうが精神的にいいということは昔から言われている。老人がアクシデントで足の骨を折ってしまって寝ついたら、そのときから孤独な暗い気持ちになってしまったり、ボケが始まるというのはよくある話である。足に限らず、耳が遠くなったり、目が悪くなるなど、からだの機能が衰えてきて、テレビを楽しめなくなったり、人の言うことがよく聞こえなくなったりすると、疎外感や孤独感を感じ、出無精となって、生きる希望までも萎えてくるのである。

せめていつも歩くことを習慣にしてからだを動かしていると、脳が活性化してくる。爪《つま》先《さき》には、脳につながる神経の回路があって、爪先を刺激することで脳が活性化してくることがわかっている。また、歩くことで、季節の風の匂いを感じ取ったり、草花の香り、鳥の鳴き声、町の喧騒《けんそう》、看板の文字など、五感を刺激するものと触れていく。そういうことが脳を活性化させ、気分を高揚させてくれる。

これらのことは、老人ばかりに当てはまることではない。若い人であっても、休みをただ漫然と部屋で過ごす人と、少しでもからだを動かして脳を活性化させる努力をする人では、まったく違う精神状態になる。

なんとなく、気分が落ち込みがちなときや、悲しいことがあったときは、とりあえず、下駄箱の隅に眠ったままのジョギング・シューズを出してきて、家の近所を一周してみてはいかがだろうか。ジョギングの効用についてはのちに詳しく述べるが、走り終えると、疲労感とともになんとなく気分がよくなっていることがわかるはずだ。

明日が楽しく思えないとき、心が危ない

子ども時代というのは、無限の可能性に満ちている。

あれもしたい、これもしたい。あれもできる、これもできる。今日はどんなことをして遊ぼうか。明日は、隣の町まで行ってみよう。昨日見たトンボはまだいるかな、もしまだいるなら、明日は捕まえよう……。小さい孫が一番多く発する言葉は「これなあに？」である。知識欲、好奇心の権化《ごんげ》なのだ。

朝、目が覚めれば、その日にしたいことが頭の中を駆け巡って、一刻も早く布団《ふとん》から飛び出したいだろうし、夜寝るときは、明日することを考えて幸せな夢を見る。

もちろん、これは大人の側から見た画一的な子どもの像だ。あれもこれもと希望にあふれた子どもばかりではないだろう。

だが、人生に飽きた子どもはいない。毎日が新鮮な驚きの連続だからこそ、あんなふうに元気いっぱいに駆け回ることができるのだ、ということに異議を唱える人はいないであ

ろう。

青春時代もまた、チャレンジ精神と旺盛な知識欲で満たされている。勉学や精神の鍛錬といった堅苦しいことばかりではなく、恋愛や、コンパやディスコなどの遊びもあれば、初めてのアルバイトでの貴重な体験もある。

ときにはからだが消耗したり、ときには失恋をしたり失敗をしたりして、落ち込むこともあるだろうが、「なにくそ」と元気をすぐに取り戻せるのが青春時代である。

だが、子ども時代を過ぎ、青春時代を過ぎていくと、旺盛な好奇心や知識欲、チャレンジ精神といった、人生や社会と積極的に関わってくる姿勢に少しずつ変化が生じてくる。

学校を卒業し、就職をして、会社という組織に入る。はじめは仕事がなかなか覚えられず、失敗ばかりで毎日が反省の繰り返しだったのが、何年か経つうちに、仕事は目をつぶってもできるようになる。毎日、同じ時間に起きて、同じ電車の同じ車両に乗り、同じ会社に行って決まった仕事をこなすだけ……。

一週間後だろうが、一か月後だろうが、一年後だろうが、自分が今と同じようなことをして、同じようなことを考えるだろうということが、見えてきてしまうのだ。

こうした生活が続くようになると、人は毎日の生活に飽き、人生に倦怠《けんたい》し始める。子どもの頃に、今日やること、明日やることで目を輝かせていたのとは反対に、毎日ゲンナリとした気分で目が覚める。「ああ、今日も昨日と同じような毎日が始まるのか」と……。そこには、楽しみはもちろんのこと、日々の反省や好奇心、チャレンジ精神のかけらもなくなってしまっている。

悲しいかな、人間は、人生に飽きやすい動物であると同時に、飽きている状態に満足できない動物でもある。日々なんらかの変化があってこそ、毎日が楽しく思える。今日は昨日とは違うという思いが、人生を生き生きとさせる。

だが、まったく変化のない毎日では、人は、「楽しい」とか「嬉《うれ》しい」とかの感情すら失い、好奇心も減退し、人生と前向きに取り組もうとする気持ちをなくしてしまう。毎日、ルーティーンワーク（決まったこと）をこなすだけというのは、人間にとって苦痛である。

こんなときが一番危ない。楽しいと思えない毎日、やる気の起きない仕事。気持ちはだんだん落ち込んでいき、毎日を生きること自体がストレスとなってくる。自分の人生などなんの価値もないものだと考えるようになり、たえず悲しくなり、今の自分だけでなく将来の自分の姿も悲観的に考えるようになってくる。

ここまでくると、立派な「抑うつ症状」である。あなたの心は危機を迎えていると言っていい。

人間は、日々のささやかな刺激によって、心を活性化する動物である。ささやかな刺激もなく、「今日も明日もあさっても、同じようにつまらない一日だろう」と思い始めるときから、心は急速に萎縮し始める。

こうなったら心が危ない。そして心の危機こそ、からだに病魔が忍び寄る絶好のチャンスとなるのである。

第2章　「心」の苦しみは「からだ」に現れる

気力こそ最大の援軍である

東洋では、心とからだをひとつのものとして眺める

医学には、大ざっぱにいって「東洋医学」と「西洋医学」がある。どちらも、病になったからだを治すという目的は同じだが、その性質や病気へのアプローチのしかたは随分と違っている。その違いを、私たちはこんなふうに考えている。

「西洋医学は一発で治るけれども、副作用が強い」

「漢方は治り方はゆるやかだが、副作用が少ない」

漢方というのは、言うまでもなく東洋医学のことである。さらに、こんなふうにも言う。

「病名がはっきりしているときは西洋医学は役に立つが、なんとなくからだの調子が悪いというように、病名がはっきりしないときは、東洋医学のほうがいいようだ」

どちらのほうがいいとか悪いというような言い方はできない。どちらにも長所があり、短所がある。患者という立場からは、自分のからだの性質をよく理解して、あるときはど

ちらか一方を、あるときは両方を、というように選択するのがいいようだ。

東洋医学や漢方には、「中国四千年の知恵」というキャッチフレーズがある。

東洋医学は、もともとが美食と贅《ぜい》の限りを尽くした中国の歴代の皇帝たちが、さらなる長命と健康を手に入れたいという思いから発達したものだ。

まだ、どんな化学薬品もなかった時代に、昔からの知恵や、生えている草や木の根、動物などを利用したのが始まりだった。それは、自然とともに自分の治癒力を高める医療である。

皇帝たちは、国をとったりとられたり、命を狙《ねら》い狙われという日々を送っていた。つまり非常に高いストレスの中で生きていた。成功したとしても、明日の命など保証はされない。気晴らしになるのは、酒と女と美食である。そんな毎日を送っていると、当然からだの調子を崩す。今でいう成人病的なものである。ストレス性の胃潰瘍や糖尿病や痛風《つうふう》などが、非常に多かったのではないだろうか。

医師たちは、皇帝のストレスの多い生活が病を引き起こすということを強く感じたはずである。だから、東洋医学の考え方は、「心とからだというものは、切り離せないもの」ということになる。東洋医学はこのことをその始まりから意識してきたのである。

心とからだは一体であり、二つのバランスがうまくいっているということが健康であるということ。そして、病気になってしまうのは、このバランスが崩れることであり、治療行為とは心とからだのバランスを元に戻すことであると考えられていた。心をはじめから意識していたということは、患者に対して、その病の「個性」を主体においていたということでもある。

Aさんと Bさんの症状がたとえ似ていても、二人の生活のしかた、考え方、性格、近頃起こったこと、ストレスの大きさというものを考慮すると、二人を苦しめている症状も実は違っているということがわかってくる。画一的な治療を施《ほどこ》しても、なんにもならないことも自明の理である。

こう見ていくと、歴代の皇帝を襲ったストレスと病の関係は、われわれにもたいへんに近しいものであることがわかる。現代では、皆が皆、中国の歴代皇帝のようなストレスの多い生活を送り、美食に走っているといってもいい。だからこそ、東洋医学が一種ブームのようにいろいろなところで取り上げられているのではないだろうか。

西洋では、心とからだを区別する

前項の続きである。

その始まりから、「心とからだの一体感」を意識せざるを得なかった東洋医学に対して、西洋医学は別の道を歩んできた。

それは、心とからだとはまったく別のもの、とする考え方である。からだが悪くなるのは、からだに問題があるのであって、心はまったく関係がない。いわば、からだというのをひとつひとつの部品が集まってできた大きな機械としてとらえるのである。

病気というのは、単に部品のいくつかが壊れたから起きるのだと考える。この部品に油が切れたのなら油をさそう、この部品のこのネジが取れてしまったのなら新しいネジをつけようという具合である。病気というのはあくまでも、パーツの問題なのだ。そこには、病気にいたるには精神的になんらかのトラブルがあったという考えはみじんもない。なぜなら機械にあるのはパーツだけで、心などありはしないからだ。

病気は、その人の性格であり生活であり生き方であり、つまりは「人格」なのだというのが東洋医学であるが、西洋医学では、とりあえずパーツの故障だから、そこをなんとかしようという考え方をする。

だから、西洋医学は「今の痛み」とか、「今のだるい気持ち」とか、「今、腫《は》れていることの部分」というように、今現在故障して苦しんでいるのがどの部分かわかれば、その部分の痛みを取り除くことは得意である。

結核などの伝染病の原因は、西洋医学が見つけた。盲腸などの外科的施術を必要とする病も得意分野である。また、部分を細部に限って観察することに優れているので、細胞レベルでの病の早期発見と早期治療、遺伝子に問題のある病などの分野も西洋医学の恩恵なしには語ることができない。

ところが、西洋医学は今起こっているトラブルには強いが、「どうしてこういう状態になったのか」という病気の遠因とか由来には弱い。対症療法だから、その人の習慣や食生活や仕事、ストレス、家族環境を考慮して病を考え、もともとその患者が持っているはずの自然治癒力を使って治そうということにはならない。病を治せるのは、あくまでも病院であり医師であり薬である。いずれも患者本人以外の力である。

患者にとっては、その人の体質とはまったく関係のないもので治療されるので、ときに拒否反応が出たり副作用が強く影響するということもあり得ることである。

現在のように、寿命が延び、人々が安心して暮らせるようになったのは、西洋医学の賜《たま》物《もの》である。だが、社会がこのように複雑になり、ストレスが増え、多様な生き方が当たり前となった時代には、従来の西洋医学のように患者や病を画一的にとらえるやり方では、どうしてもこぼれ落ちるものが出てくる。

これからの医学は西洋、東洋など関係なく、患者の「からだ」とともに「心」を見つめることが必要である。

西洋医学の「反省」が心とからだの両者に関わる「心身症」、「心身医学」という概念を生んだことは記憶に新しい。

なぜ月曜日午前九時に心臓疾患が集中するのか

心が危機を迎えると、恐ろしいことに、からだのほうも危うくなってくる。

昔は「健全なる精神は健全なる肉体に宿る」というスローガンのもと、からだの鍛練が奨励された。それが真実かどうかはともかく、現代医学では「心の危機は、からだの危機を引き起こす」と言われている。

「心」と「からだ」というものは、相反する二つの概念のように思われているが、心という漠然としたものがあるわけではない。感情や思考や思想というものがあり、これらは脳が司っている。脳は、からだの一部であり、心の一部でもある。そして、脳の指令によって、からだが反応を示すのである。

忙しい日々が続き、たいして栄養のあるものを食べていなくても、数日後の締切りに合わせて大急ぎで仕事に取りかかっていたり、明日デートなどというときには、不思議と体調のほうもいいものだ。だが、仕事が一段落して、ほっとした束《つか》の間に、ドーンと大カゼを引いたりする。また、久しぶりに会った恋人に別れ話を切り出されたりすると、失恋の痛手から体調を崩し、胃痛を起こしたりする。

また、こういう事実もある。

統計的に見ると、心筋梗塞《しんきんこうそく》や狭心症《きょうしんしょう》という心臓の疾患が起こる時間が集中しているのである。それは、毎週月曜日の午前九時頃だ。学生時代に、「月曜病」などといって、一週間のはじめである月曜日に、「学校に行きたくない」という思いが募《つの》って、お腹《なか》が痛くなったり、頭痛が起きたりする人がいるが、大人の心臓疾患もそれと同じことらしい。「仕事に行きたくない」というプレッシャーがいちばん強くなるのが、月曜の朝というわけである。そういう気持ちだけで、心臓に重大な症状が起きてしまうのだから、人間のからだというのは健康に見えても、日々綱渡りしているようなものだ。

実は、こういう「心」つまり精神状態と、「からだ」つまり免疫機能との関わりが研究され出したのは、わりに最近のことである。「精神神経免疫学」と呼ばれているもので、それによると脳神経系と免疫系は、絶えず連絡を取り合っているという。脳は神経を通じて、免疫系に病気と闘うための信号を送り、化学物質を分泌するのである。「からだ」と「心」というものは別個の問題のように思われがちだが、「からだ」は「心」の働きいかんでよくも悪くもなってしまうということを、この学問は研究している。

「からだ」は「心」を支配し、「心」は「からだ」を支配している。あなたが、どうもからだの調子が最近よくないと感じているのなら、病院に行く前にまず自分の精神状態をチェックすることが必要だ。

ストレスがたまると体調がおかしくなる

かつてクレージー・キャッツの植《うえ》木《き》等《ひとし》は「サラリーマンは気楽な稼業」と歌ったが、現代の日本で自分のことを気楽だと考えているサラリーマンがいったいどれほどいることか。ほとんどのサラリーマンは、「苦しい」「たいへん」「プレッシャーを感じる」「人間関係が難しい」「いくら働いても、給料は安い」「家族サービスができない」とそれこそ数限りなく、不満やら不安を感じている。

サラリーマンとは、自分の身を削り心を砕きながら、家族のために必死に働いている現代の〝決死隊〟である。サラリーマンとして生きることは、ストレスの洪水の中で生きていくことと同じである。

たとえば、あなたの会社の上司であるY課長、カラオケに行っては女性社員とデュエットをしたがるただのオヤジにしか見えないかもしれないが、彼が先週末に得意先の逆鱗《げきりん》に触れて、それ以来、その社に出入り禁止となった事実を知っているだろうか。それも彼自身の責任というよりも、部下であるT氏のミスのためである。また、部長のS氏からは、売上五〇パーセント増というとんでもない数字を出され、そのため日々苦吟《くぎん》しては、毎日のように退社は午前零時を回っている。さらに、彼の高校生の娘はこのところ無断外泊続き。今朝も思わず娘の顔を殴ってしまった。そのことで奥さんとも、喧嘩《けんか》……。

つまり彼の毎日には、家庭の安らぎもなければ、仕事の喜びもない。仕事に忙しくしてはいても、そこには充実感などはなく、肉体的疲労と精神的プレッシャー、つまりストレスがあるだけなのである。

これは、決してY課長一人の特殊な例ではない。およそ日本でサラリーマンとして生きている人たちは、多かれ少なかれ同じような状況にさらされているはずである。

毎日がこんなふうに過ぎていくY課長が、体調を崩したとしてもなんら不思議ではない。

ストレスがからだに与える悪い影響として、少なく見積もっても次のような徴候を示すといわれている。

全身症状としては、疲れやすくからだがだるい、眠れない、肩が異常に凝《こ》る、やる気が出ない、集中力がない、性欲が減退する、食欲不振、下痢、便秘、動悸《どうき》や息切れが激しい、などである。さらにストレスが増加され、なんら手を打たないと、徴候ははっきりとした症状となって、さらにからだを苦しめることになる。つまり、高血圧、胃腸潰瘍、リウマチ、喘息《ぜんそく》、偏頭痛、円形脱毛症などである。

この中でも、Y課長のように、過酷な目標にも自分一人の頑張りで立ち向かおうとする〝モーレツ〟サラリーマンは、狭心症や心筋梗塞を起こしやすい。

「過労死」という言葉が新聞や雑誌を賑《にぎ》わしているが、過労死というのは、Y氏のようなタイプの人がなりやすい。過労死は、死ぬ前の一か月の仕事時間が常識を越えて多かった、などという「肉体的疲労」にばかり焦点が当てられるが、実は、それよりもずっと前からの長い期間のストレスが隠れた原因になっていることのほうが多い。

ストレスが長年にわたると、胃腸の働きが抑えられて、摂《と》るべき栄養素がきちんと摂れない。だが、脳のほうは忙しく活動しているので、とりあえずからだの脂肪を燃やして脳に送り続ける。このため、血液中のコレステロールの量が増えることになって、動脈硬化や脳梗塞を引き起こすのだ。

もちろんストレスは、忙しい〝モーレツ〟サラリーマンにばかり関係のあることではない。もっと気をつけなくてはならないのが、〝無気力〟サラリーマンや〝不本意〟サラリーマンである。

一般に「疲れた」と感じるのは、肉体的疲労よりも精神的疲労のほうである。その割合は二対八くらいだろう。肉体的にはそんなに疲れていなくても、心が疲労すれば、あなたは、「疲れた」という思いにとらわれるだろうし、反対に肉体的には非常に疲れていても、精神的に充実感に満ちていれば、「疲れた」とは感じないものである。

だからこそ、不本意な仕事をしているサラリーマンは危ない。張り切ってやれる仕事がないということは、精神的充実感がゼロということである。それでは会社に行っても疲労感を感じるばかりだ。「この仕事がいやだ」「自分にはこの仕事は合っていないのではないだろうか」というストレスが、いつしかからだをむしばんでいってしまうのである。

仕事を愛している人は、早朝から深夜まで仕事漬けでも、たいして疲れているようには見えないだろう。反対に、「この人、いったいどういうつもりで会社に来てるのだろう」と思うような〝無気力〟サラリーマンに限って、朝起きられないと言っては遅刻をし、どうもこの頃からだの調子が思わしくないと言っては、残業をパスする。

彼らは決して、からだの調子が悪いと嘘《うそ》をついているわけではない。ただ、「仕事がいやだ」と思うストレスがからだに悪影響を与えているのである。

心身症で当惑した近代医学

「心身症」という言葉はすでに書いた。

思春期の女性が大人になることを拒否するあまりに、食べたものを全部戻してしまったり、あるいはまったく食欲がなくなってしまって痩せ細り、ついには命までも危険にさらされる拒食症。これも心身症のひとつである。

近頃話題の、「主人在宅ストレス症候群」も心身症のひとつである。これは読んで字のごとく、夫が家にいるというだけで妻がストレスを感じ、からだにいろいろな症状が現れて苦しむというものである。動悸や吐き気、腰痛、うつ症状など、いろいろな症状が現れるが、原因はわからず、よって根本的な治療法も見つからない、というものだ。

もっとポピュラーなものでいえば、食欲がない、なんとなくからだがだるい、胃が痛い、偏頭痛がひどい、イライラする、といった症状なども心身症という範疇《はんちゅう》に入るものが多い。

このような症状に対しては、われわれがふだんから頼りにしている近代医学では、ほとんど解決することができない。

人間のからだを物として眺めれば、そこから心は排除されてしまう。その心の苦しみがからだに現れるのが心身症だから、人体をタンパク質でできたパーツの集合体とする近代医学ではとらえようがないわけだ。

心身症に対して近代医学が無力なわけは、まさにこの〝人間のからだをパーツに分けて原因を調べる〟という姿勢にほかならない。

この頃どうもからだがだるくてしかたがないとする。食欲もないし、朝起きるのもつらい。以前はなんともなかった満員電車だが、最近は会社に着く前にからだがバテてしまって疲労感が残る。これはきっとどこか悪いにちがいない。病院に行って調べてもらおう、ということになる。

だが、そこでハタと困る。どの診療科に行けばいいのかがまずわからない。

そこで初診受付で相談すると、食欲がないのなら、胃腸科に行けという。胃カメラで徹底的に検査をしたとしても原因はわからないだろうし、気休めにもらった胃薬では、全身の倦怠感も、疲労感も除けはしない。女性ならば、次に婦人科を紹介してもらい、ホルモン検査をする。だが、そこでも原因がわからず、相変わらずの倦怠感に悩まされる。次の科、その次の科と回され、あらゆる科で検査を受け、薬をもらい、とうとう薬漬けとなってしまうが、からだの調子は少しもよくならない……。

近代医学のように、からだのパーツに問題があるとする考えでは、心に原因のある患者は決して救われないだろう。

この場合、出てきた症状の裏にひそんでいる大きな原因を探って、元の原因を取り除くことが必要である。大元の原因とは、近代医学が見落としがちだった「心の問題」が関わっていることが多い。

現代のように社会や人間関係が複雑になり、ストレスが多くなれば、まず心がやられ、その捌《は》け口としてからだにひずみが生ずることが多い。

われわれは、自分のからだや病気というものを、もっとトータルな目で、つまり「心」と「からだ」を一体化させて見つめる必要がある。

心労がたまるとなぜ胃が痛くなるのか

日本人の勤労者の半数以上が職場でストレスを感じているという統計がある。さらに、一〇パーセントの人は心身症を起こしたり、うつ病になるほどの強いストレスにさらされているといわれる。

諸君は、この数字を多いと見るだろうか。それとも少ないと見るだろうか。

日々、患者と接している印象では、この数字は決して大げさなものではない。自覚症状がないという人も含めると、もっと多くの人が職場でなんらかのストレスを感じ、苦しんでいるような気がする。

職場とストレスということでいえば、最近少々気になっていることがある。それは、テレビで胃薬のCMが多いことである。

少し前までは、胃薬のCMといえば、忘年会や新年会の多くなる年末から年明けにかけて集中していたように記憶している。ところが、このところ一年中である。それも、「飲みすぎたら○○」というたい文句から、「なんとなく胃の調子が悪い」というトーンに変わっているようだ。

多くの人が「これといった理由はわからないが、このところ胃の調子が悪いようだ」と感じているということの現れかもしれない。そこで、手頃な薬で、とりあえず症状を軽くしようとする。

たしかに、薬の効能と症状が一致すれば、一、二度飲んだだけで、症状が軽くなるだろう。だが、そういう人は、また同じような症状になるものだ。そのうちに胃弱から胃潰瘍へと進み、売薬では手の施《ほどこ》しようがなくなって、やがて病院の門をくぐることになる。

いつも胃の調子が悪い、なんとなく胃のあたりがシクシクと痛むという症状を「慢性消化性潰瘍」と呼ぶ。これには、胃潰瘍や十二指腸潰瘍といったものも含まれるのだが、実はこの原因のほとんどが精神的ストレスにある。

胃薬のＣＭがこのところ目立って多いのも、職場や学校でストレスを感じる人が昔にくらべて多くなったからではないだろうか。

われわれがふだん何気なく使っている言葉に「腹が立つ」とか「腹の虫がおさまらない」などがある。腹の中と感情は実に密接に結びついているようだ。

胃では、強い酸性の胃液を分泌して、食べ物を消化している。健康なときであれば、防御因子が働いて胃液から自分自身の胃壁を守っているのだが、強いストレスを受けると、この防御因子が効《き》かなくなる。強い胃液が自分自身の胃壁を溶かし始め、潰瘍ができたり、ひどい場合には穴があいて吐血することになる。感情によって、からだのシステムが崩れてしまうもっとも顕著な例が胃と胃液の関係である。

受験のとき、ストレスから十二指腸潰瘍になり、その後いったん回復したものの、働くようになってから職場でのストレスを感じるたびに、胃が痛むようになったという人は多いものだ。

また、対人関係で気を遣うあまり、なにかにつけ人に合わせてばかりいると、欲求の捌《は》け口が見つけられずに、大きなストレスとなって、胃潰瘍になってしまうということも多い。

こういう場合、普通は薬物治療を施すが、ひどいときには手術ということになる。だが、潰瘍は精神的なストレスが引き金になっているから、根本的なストレスを除く以外に本当の治療はできない。

あなたの職場では、いつも胃薬を手放せないという人はいないだろうか。

食後に必ず、胃薬を飲んでいる課長は、今期の売上に関して部長から小言をもらったばかりだし、同期のY君は、取引先の主任の厭味《いやみ》に対して我慢の限界にきているようだ。「お局様《つぼね》」と、若い同僚から陰口を叩《たた》かれているSさんは、仕事に没頭しているように見えるが、実は同期の女性で一人だけ残ったことを非常に苦にしているかもしれない……。

人のことはともかく、あなた自身も食後や食前に胃のあたりに鈍痛を感じることはないだろうか。自分の実力と与えられている仕事のギャップで、毎日が面白くないということはないだろうか。

胃が痛むときは、薬屋に駆け込んだり病院に出向くことも必要だが、まず自分の毎日を振り返り、自分の気持ちのあり方を見つめることが先決であろう。

白髪《しらが》や円形脱毛症は心が危ないサイン

人は誰でも年を取ると、白髪が増えたり頭がはげ上がったりするものだ。

男性は特にこのことに対して神経質になるきらいがある。年を取って、自分が白髪系になるかハゲ系になるか若いうちから心配している人もいる。私の父はハゲ系だったが、私自身はハゲ系ではなく白髪系である。弟（北杜夫《きたもりお》）も白髪系、私の三人の子どももみな白髪系である。父のハゲの遺伝子はどうやら私たちには伝わらなかったものとみえる。

話したかったのはそんなことではない。年を取って、髪の毛が白くなったりなくなったりするのは自然なことであるが、若いうちから白髪やハゲ――この場合は円形脱毛症が多い――になるのは、不自然である。よく調べてみると、意外にその人の精神状態が危機にさらされていることが多い。

テレビのドラマや小説で、破産や投獄などあまりにも大きなストレスにさらされた人間が、一夜にして髪が真っ白になるという話が出てくる。あまりの変わりように、「なんと大げさな」と思うだろうが、そういうことは実際によくあることだ。

「老人性白髪」や「壮年性白髪」というごく普通の自然現象とは違う、「ショック性白髪」というものが近年増えている。

白髪は、毛根にある色素細胞のメラノサイトの働きが、肉体の老化に従って低下してくることで起こる。これが「老人性白髪」である。だが、激しいストレスにさらされると、そのショックによって、メラノサイトがメラニンという色素を作ることができなくなってしまうのである。したがってすべてのメラノサイトの働きが一斉にストップするために、一夜にして総白髪という事態も起こり得る。

ちなみに、現役高校生で白髪がチラホラ見える人は一二パーセントもいる。浪人生ともなると一七パーセントの高率である。受験というストレスがいかに強いかという証明だろう。

円形脱毛症というのも、この頃少なくない。

それも、うら若き女性や小学生までが発症している。

知り合いの女性は、ご主人の海外赴任が決まったとたんに、円形脱毛症になった。表面的には「アメリカに行く日を心待ちにしている」などと言っていたが、その実、心の中ではたいへんなストレスと緊張感を抱いていたようだ。

受験を控えた小学校六年生の男の子が、胃潰瘍と円形脱毛症に苦しみ、結局は私立中学へ行くことを諦《あきら》めたなどという例もある。

胃潰瘍や生理不順などと違って、髪の毛の変化は外からすぐにわかる。だから発見が早いという利点もあるが、反面、人に対して恥ずかしいというまた別のストレスも起きてくるようだ。だが、白髪や円形脱毛症は、なるのも早いが治るのも早い。そのストレスがなくなったとたん元に戻る。そう考えれば、若白髪、円形脱毛症は恐るるに足りぬ、である。

アトピーも心に原因があるのではないか

子どもを身ごもっているお母さん方のいちばんの関心は、子どもがアトピーにならないかどうか、であるという。産婦人科や保健所、母親学級でもっとも多い質問というのが、「妊娠中にどういう食生活を送れば、子どもはアトピーにならないか」だというから、その不安感も想像できる。

なにしろ、アトピー性疾患といわれるアレルギー性鼻炎やアトピー性皮膚炎などにいったんかかると、赤ん坊自身も世話をする母親も父親も、心身ともにくたくたになってしまう。

乳幼児期の大切なタンパク源となる牛乳やたまごに対するアレルギーが多いという。米に対するアレルギーまである。家ダニやハウスダストに対するアレルギーもあって、これは少しでも部屋の中にホコリなどがあると、子どもが喘息のような症状にかかり、一晩中、ひどい場合は一日中咳《せ》き込んで、食事も摂れない。

アトピー性疾患を予防するには、妊娠中にミルクやたまごは摂らないほうがいいとか、両親のどちらかがアレルギー体質の場合は子どももそうなる可能性が高いとか、都会に住んでいる人は田舎に住んでいる人よりもアトピーになりやすいとか、いやはや実にさまざまな情報が入り乱れている。

これでは、お母さん方もいったいなにを信じて、自分でどういう行動を取ったらいいのか悩むのも無理からぬことである。中には、ミルクやたまごを一切摂るのを止《や》めたために、栄養バランスが崩れてしまったという妊婦もいる。

アトピー性疾患の原因は食べ物であり、環境である、というのが一般的な考え方である。だからこそ、それを巡って多くの情報が入り乱れている。だが、同じようなものを食べ、同じような環境に育っている子どもでも、アトピーになる子とならない子がいる。両親の遺伝的性質も同じだとしたら、いったいアトピーが出る子と出ない子の差はなんだろうか。

それはおそらく、〝精神的なストレス〟であろうと考えられる。

「赤ん坊がストレスなんて感じるのか」と疑問に思うかもしれない。その疑問には、「もちろん」と答えておこう。

母体のストレスが免疫力低下を引き起こし、胎内《たいない》の環境を悪くする。アトピーも同じように、母親のストレスが胎児に影響を及ぼし、胎児自身がストレスを感じてアトピーの子となるのだ。彼らの状況を思い浮かべてみると、妊娠中からストレスの多い生活を送っていたという共通点がある。

Aさん夫婦は、奥さんの妊娠早々、ロサンゼルスに転勤になった。そこで、二人で手を取り合って、生活の基盤を固めていく努力をすればよかったのだろうが、ご主人は仕事のことで頭がいっぱいで、奥さんのことも生まれてくる子どものこともついついないがしろにしてしまったのである。ご主人にしてみれば、周りに日本人も多いし、家の中で過ごす奥さんにそれほどの苦痛があるとは想像できなかったのだ。

だが、ほとんど知り合いのいない外国で、奥さんは孤独感を深め、精神的にギリギリまで追い詰められたところで長男を出産した。生まれてきた子は、アトピー性皮膚炎であった。ミルクもたまごも摂れないという。

妊娠中に、夫に対して絶対的なといっていいほどの強い不信感を持った奥さんは、今ではアトピーの子と二人だけで生きているような錯覚を持つほど、夫のことなど眼中にないという。家庭内別居の状態である。そういう環境がさらに子どものアトピーを助長させている。

子どもがお腹にいるときに、仕事のストレスから始終イライラしていたBさん夫婦の子も、アトピーである。現在、Bさんは会社を辞め、以前から興味のあった鍼灸《しんきゅう》の免許を取って自宅で患者に施術をしている。Bさんが好きな仕事を始めた影響か、どんな薬でも改善されなかった子どもの症状が、近頃では目に見えてよくなっているという。

がん細胞を持っていても、精神的に安定していれば、自己免疫作用が働いて、がん細胞の活動を抑えることができる。だが、大きなストレスにさらされると、免疫機能が落ちてがん細胞が暴れ出す。それと同じことがアトピーでも起こるようだ。

アトピーの因子を持っている人は多いだろう。だが、症状が出る人と出ない人がいるのは、免疫機能がきちんと働いているかどうかということにかかっている。子ども時代にはなんともなくても、大人になって大きなストレスがかかると免疫機能が低下し、突然花粉症などのアレルギーとなって出ることもある。

不安な表情の若いお母さん方を見ると、「不安な気持ちになるのはおやめなさい。そのストレスがあなたの子どもを危機にさらしますよ」とアドバイスしてあげたくなるのである。

高層ビルは生身の人間の「敵」である

何か月か前、若い女性を診た。

大手の不動産会社に勤めて六年目だという。仕事にも慣れ、周囲の人ともうまくやっていると自負しているが、ここのところどうもからだの調子が悪いという。そう言われて、彼女をじっくりと観察してみると、心なしか表情に精彩がなく疲れているようにも思える。

聞いてみると、ここ一、二年、不眠に悩まされるようになったとまず訴えた。ちょうど二年くらい前は、新しい部署に変わった頃でもあったし、職場のストレスかもしれないと、たいして重要に考えなかったという。だが、不眠は一向に治る様子がない。それどころか、眠れないと思っているうちに、朝になることも珍しくなくなってしまった。疲労感も強い。会社に行っても仕事にとりかかろうという気にならない。退社後の食事会やコンパも、この頃は断ることのほうが多い。

不眠と疲労感に加えて、頭痛や生理不順や不安な気持ちに苛《さいな》まれることもあるようになった。今までは、たんなるストレスからくる不眠であり、それにもとづく倦怠《けんたい》感だろうくらいにしか思わなかったのが、頭痛と不安感まで出てきたので、意を決して大学病院の門をくぐったのだという。だが、内科でも脳神経科でも原因がわからず、ついに私のもとにやってきたというのだ。

こういう場合、まず頭に浮かぶのは、「心身症」である。だが、彼女の心とからだをここまで疲弊させているのはなにかというのが、いまひとつピンとこない。心身症の場合、原因となるものを取り除かない限り、復調は難しい。原因の究明は是が非でも必要なので、さらに職場の環境を聞いて、私はハタと膝《ひざ》を打った。

彼女の職場は新宿《しんじゅく》の高層ビルの最上階に近いフロアだった。会社訪問でその職場を見たとき、高層ビルという都会を象徴する場所で働く自分を思い描いて心躍《おど》ったことを覚えていると彼女は告白した。今まで辞めないでやってこられたのも、ここを辞めたらもう二度とこんな素敵な場所で働くチャンスはないだろうと思ったからだとか。

高層ビルで働く自分の姿というのは、若い女性にとって、ひとつの理想なのかもしれない。都心の真ん中にあり、オフィスには最新設備が備えられ、そこで働く人たちは男性も女性もエリートのようだし、オシャレである。そういう場所で働くと、自分も映画の中のヒロインのような気がしてくるのだろう。

だが、高層ビルという職場環境はいいことずくめでないことを、この機会に私は伝えたい。このところ高層ビルで働く人たちに共通の体調の悪さが目立ってきているのだ。

症状はおよそ、彼女が言った通りのものである。不眠、倦怠感、頭痛、耳鳴り、めまい、冷や汗、さらに精神的不安感に襲われるというものだ。

なぜ、高層ビルで働く人たちにこういった症状が出てきたのだろうか。それは、精神的な側面から言えば、高層ビルの職場が、えてして頭脳労働中心の競争社会であるということが多い。他人と争い、常に勝たなければならないという職場でのストレスが先程の症状となって出てくるのだろう。

また、高層ビルという人工的に作られた環境にも大いに問題がある。

すべて機械でコントロールされた空調設備に頼っているので、窓を開けることがない。一日中エアコンの空気に触れるだけで、外気との接触がない。そのような密閉された空気の中で一日過ごしていると、たとえそれが計算上は人間に快い温度であったとしても、からだにひずみが生じてくるのである。

さらに、高層ビルは構造上、風を受けるとほんのわずかだがユラユラと揺れるようになっている。このため、ビルから出ても、からだが揺れているような錯覚を起こすことがある。船に長時間乗っていると、下りてからもからだが波に揺られているような気分になるのと同じだ。平衡感覚に変調をきたしてしまうのだ。実際、新宿新都心の高層ビル群近くの病院では、めまいを訴える患者が多いと聞く。

以上のような症状を「高層ビル症候群」と呼んでいる。

あまりに環境が人工的になってくると、人間のからだがついていけずにストレスとなって、心身にひずみが生じてしまうのである。職場が高層ビルなら、昼休みには、できるだけ外の食堂にまで昼食を食べに行くとか、なにか用事を作って外出するなどして、一日に何度か外気に当たることが必要だ。

人間はタンパク質でできている。住居環境として最適なのは木とか土、レンガ、石でできた家。しかも、イギリスでは人間にとって精神的な安定を得られる高さは三階までと主張する建築家がいて、学問的に支持されていると聞く。

日本人の出生率はなぜ低くなったのか

少子化、出生率の低下が、社会問題になっている。

女性の社会進出が広まった結果、結婚年齢が高くなり、一人の女性が産む子どもの数も少なくなってきている。これだけ価値観の多様化した世の中だから、昔のように「女性は、いい配偶者を見つけて、できるだけたくさんの子どもを産んで育てるのが幸せな道」という生き方がすべてではない。男性と同じように学んだ結果、家庭に入るだけではなく、仕事を持つことに人生第一の価値を見出す女性が多くなっても不思議はない。

だが、残念ながら、日本という社会には、働こうとする女性を全面的にバックアップするようなシステムがまだ整っていない。仕事も子どもも、どちらも自分のものにできるというところまではいっていないようだ。

このような社会的側面からの出生率の低下は無視できないが、もうひとつの側面があると私は睨《にら》んでいる。それは、子どもが欲しくてもできない「不妊症」の増加である。出生率がこんなに減っているのは、「産まない」という選択をした女性とともに、「欲しくても産めない」という悲しみを抱えた女性が多くいるのではないだろうか。実際、結婚後何年経っても子どもがいない夫婦がこのところ特に多い。遠回しに聞いてみると、できないのだという。

そういったカップルは、大学病院や不妊クリニックに行っているのだが、検査の結果は「どこにも悪いところはない」ということが多い。どこかに疾患が認められれば治療に専念でき、希望を見出すことができるのだが、「どこにも悪いところはない」ということは、治療の方法もないということだ。かえって暗澹《あんたん》たる気持ちになると告白した若い奥さんがいる。

原因のない不妊症というのは、ここ十年ほどで急に増えてきたようだ。器質的な原因がないということは、機能としては子どもを作れるのだが、なんらかの理由からからだのほうがうまく働いていないということである。

私は、その理由をストレスだと考えている。女性の社会進出が進んだ結果、昔の女性では考えられなかったようなストレスを現在の女性たちは抱えることになった。妊娠可能時期に職場で大きなストレスにさらされたツケが、結婚したあとでも残り「子どもができにくいからだ」になっているのだと思う。

また、夫の両親との不仲や、親戚たちからの過剰な干渉が原因となって、不妊を招くことも多い。子どもがなかなかできないと、「嫁失格」というような目で見られているような気がして、自分自身も「夫に申し訳ない」「私は女として一人前ではない」と絶望感に襲われてしまうのだ。

二世の誕生を待ち望むあまり、それがかえってストレスとなってますます子どもができなくなってしまうということもある。だいたい、人間の女性のからだは月に二、三日しか受胎能力がないので、半年や一年くらいは子どもができなくても不思議ではない。しかし、二、三か月してできないと、どこかからだの具合が悪いのではないかと考えすぎてしまうタイプの女性は、かえってそのストレスでホルモンのバランスを崩してしまう。

精神的なストレスが原因で子どもができない場合、病院でもらった薬をいくら飲んでも解決しないことが多い。失望感からくるストレスのために、ホルモンのバランスがますます崩れてしまうこともある。

少しでもからだを動かしたほうがいいと聞けば、毎日毎日何時間でも泳いだり、エアロビクスをしたりする人もいるが、今度はそうやって自分を縛ってしまうことでさらにストレスをため込んでしまっている。

ところが、もう何年も頑張ったけれども諦めたなどと言っていた人にひょっこりと子どもができることがある。「子どもを作らなくては」というストレスから解放されて、ホルモンが正常に戻ったのである。

不登校は仮病ではない

「うちの子は、月曜日の朝になると、頭が痛いとか、気持ちが悪いとか、熱っぽいなどといって、学校に行きたがらないんです。それで、様子を見て休ませることに決めると、九時くらいからいたって元気に一人で遊んでいるんですよね。朝は熱っぽかったのに、その頃になると熱も下がっている。なんだか怠け病のような気がして、この頃は相手にしないで、学校に行かせるようにしていますが、こんな年齢から怠け病なんて将来どうなるんでしょう」

こういう悩みを持っている母親は多いのではないだろうか。子どもが登校時間になるとからだの不調を訴える。はじめは心配していても、毎日のように繰り返されるので、そのうちこれは「仮病だな」と思って、腹立たしい思いをするというのである。

私は「仮病だと決めつける前に、ぜひ子どもの話を聞いてあげてください」とアドバイスする。なぜなら、そういう子のほとんどは、仮病を使っているわけではなく、本当にからだの具合が悪くなっているものなのである。

子どもは、大人と違って、「このところストレスが多い」とか「あの先生とはなぜか気が合わない」などと、冷静に自分の状況を分析できないものだ。なんとなく学校に行きたくないというのには、自分でもわからないけれど、どこかに理由がある。だが、それを誰かに伝える術《すべ》を持っていない。心の回路が閉ざされている分、からだのほうにそのストレスが出てくるのである。

子どもだけに限ったわけではない。C子さんは、大学の四年生だが、つい一、二年前までは、授業中に必ずお腹が痛くなった。その習慣が小学生の頃から続いているので、座る席も先生の目が届かない出入り口の側に決めていたそうだ。お腹が痛くなるとそっと授業を抜け出して、トイレに行ってまた戻ってくる。彼女は自分自身を分析して、「多分、幼い頃から人見知りが激しかったので、新しいクラスになかなか馴染めなかったことが原因だと思います。いつも、ここから逃げ出したいと幼心に思ってましたから」とのことだ。

サラリーマンにもこういう症状はある。月曜の朝になると頭痛がするという人が多い。「会社に行きたくない」というストレスが頭痛となって現れるのである。

そういう人たちにとって、周りが無理解に「仮病なんか使わないで、まじめに行きなさい」と言うことほど、むごいことはない。

学校に行きたくないという「本当の原因」を取り除かずに、無理に通わせようとすると、ストレスがさらに大きくなって、軽い頭痛は本格的な偏頭痛となり、なんとなく朝起きると気持ち悪いという状態から胃潰瘍となるのも、そう遠くない。胃潰瘍というのは、少し前まで、飲みすぎや仕事のストレスの多い中年サラリーマンの病気と決まっていたが、今は小学生や受験期の学生にも広がっている。

勉強第一の風潮は、子ども同士の競争心を生み、教師との人間関係をこじらせ、テストの点数に一喜一憂させられるというまことに不幸でストレスの多い時代の産物である。

そういう中で、子どもの心は少しずつむしばまれ、それがからだに現れる。学校というのは、ひとつ間違えると、子どもを不幸にする場所だということを、少なくとも子を持つお母さん方はしっかりと認識してほしいものだ。

なぜ、「病《やまい》は気から」なのか

現代人には、心身ともに健康だと胸を張って言えるような人間はあまりいない。多くが、からだの不調を訴えたり、そうでなければ心の不安を訴えている。

からだの不調を訴える人は、実は背後に多くのストレスを抱えて身動きが取れない生活を送っており、その挙げ句に体調の悪化をきたすようだ。

仕事が忙しすぎて気分転換もできない会社役員は、胃潰瘍が悪化したと言っていた。「家庭内に問題が多くて、つい帰宅拒否症になるよ」と弱々しく笑っていた大学教授は、このところ不眠症だと訴える。あるいは、定年後毎日をどう過ごしていいかわからず、〝家庭内粗大ゴミ〟になりそうな人、朝起きると、今日も退屈な一日が始まるのかと暗い気持ちになるという人など、これらの人はすべて遅かれ早かれからだのほうもやられてしまうだろう。

気持ちが落ち込み、からだの不調が目立ってくると、ますます気持ちが落ち込んでくるものである。気持ちとからだは、本当に密接に結びついている。体調が悪いという人のほとんどが、心にも問題があり、気持ちが落ち込むという人のほとんどが、体調もおかしい。「病は気から」というが、その通りなのだ。

過度のストレスや、抑うつ状態になったことがある人は、そういうときの自分のからだの反応を思い出してほしい。たとえば、部署が変わって、今まで嫌いだと思っていた上司の下につく。その上司と話すたびに、緊張感が強くなり、思わずからだが強張《こわば》ったということがなかっただろうか。上司が自分の右隣の席に座っていると、なぜか右肩だけが異常に凝る、などということもよくあるものだ。上司の側を離れると、ホッとしてからだの緊張がフーッと緩んでいく……。

また、入社したての頃、会社や仕事に慣れなくて、いつも緊張していたということはないだろうか。心が緊張するということは、からだも緊張しているということになる。からだが萎縮してしまうので、血液の流れも悪くなる。呼吸数が減り、脳にも酸素が回らなくなってしまうので、いつもボーッとした気持ちでなんとなくからだがしゃきっとしない。脳の働きが鈍化して、神経細胞や免疫機能が衰えて、外から入ってきたウイルスに対する抵抗力が弱くなるし、胃潰瘍などの症状が起きてくる。これが、「病は気から」といわれるメカニズムである。

気持ちや感情は、その時々で変わって当然である。同じ人が、あるときはたいへん楽しい気持ちに包まれることもあれば、悲しい気持ちでいっぱいになることもある。そういう繰り返しが一日のうちで何回も起こる。だが、マイナスの感情ばかりがずっと続いていると、からだに緊張感を与え続けることになり、それが病を引き起こす。〝マイナスの気分〟という身のうちの毒が、からだ全体を滅ぼしてしまうのだ。

この反対が、リラクゼーションといわれるものである。瞑想《めいそう》や訓練によって、自分の精神をいつも穏やかでゆるやかな状態になるよう仕向ける。気持ちをリラックスさせることは、からだをリラックスさせることに通じる。全身の力を抜いて、どこも緊張しないようにする。そうすると、血液はサラサラと流れ、呼吸数が一定になり、脳が活性化され、免疫機能が高まり、自然治癒力も高まってくるというわけである。

「病は気から」とは、気持ちがからだを司っていることを表した昔の人の知恵である。

精神力がからだの免疫力に関係する、という難しい理屈はわからなかったかもしれないが、気持ちの緊張がいずれからだをむしばんでいくことを、昔の人は経験的に理解していたのだろう。

「病気」とは「気」の力が弱まること

最近は、気功ブームだという。

どんな医者でも病院でも治せなかった難病や重い症状が、気功で治ったなどという話をよく聞く。テレビや雑誌でも「気功」を取り上げたものは多いし、東洋医学のブームも、この「気功」熱が支えているようだ。

東洋医学では、よく「気を集める」とか「気で治す」という言い方をする。そういう言い方は、私たちにはあまり馴染みがないので、「気功で治った」などという人がいると、信じる人は熱烈に信じ、そうでない人はうさんくさく思う。

だが、「気」というものは、中国だけの〝特許〟ではない。われわれの祖先も当たり前のように「気」を意識して暮らしていた。

そういう昔ながらの日本人の意識は、言葉になってたくさん残っている。

「天気」「気候」「気象」「気分」「殺気」「気概」「気持ち」「気運」「気鋭」「気化」「気後

れ」「気落ち」「気兼ね」「気掛かり」など、私たちはまさに「気」に囲まれて生きているといっていい。思っている以上に、私たちの周りには「気」が充満しているのだ。

こうやって見ていくと、「気」というものの正体がおぼろげながらわかってくる。「天気」や「気象」や「気運」という言葉から、われわれの周りを取り巻いている、目には見えないエネルギーをなんとなく想像できないだろうか。

つまり、「気」とは天と地の間を満たすエネルギーの総称なのである。

さらに「気」にはもう一つの面があって、それは「気後れ」「気分」「気兼ね」という言葉に表されているような、人間の精神状態をさす。これは人間が本来持っているべきエネルギーのことである。

天と地の間にあるエネルギーに囲まれ、自分自身が持っているエネルギーを出して生きているのが人間である。だからこそ、東洋医学では「気」を大切にするし、われわれの祖先は「気」という言葉を森羅万象《しんらばんしょう》の多くのものに付けた。

このように「気」というものを考えると、人間の活力は「気」の力に依存していることがよくわかる。「気」の力が弱くなるということは、それだけ生命エネルギーが弱くなるということである。だから「病気」になるのだ。

「気」こそ生命の源《みなもと》なのである。生きる気力のあるうちは、人間は容易に死なないものだ。だから、どうやって、この世に満ちている生命エネルギーをからだに取り込んでいくかということが、健康的に、しかも力強く生きていけるかどうかの秘訣なのである。

どこかにピクニックにでも行ったとしよう。ふだん都会の生活では決して感じられない清々《すがすが》しい空気がそこにはある。空はどこまでも広く高く青い。足元にはアスファルトではない緑の草とふかふかの土。混雑もなく、かといってたった一人の孤独を感じることもない。

そんな場面を想像してほしい。そこで、あなたがすることは、まず思いっきり深呼吸をしてその清浄な空気を体内に取り入れることではないだろうか。そうやってから、次は伸びをする。頭や腕をグルグルと回したくもなるだろう。するとどうだろう。都会の生活ではいつも疲れを感じていたからだが、とても軽やかに感じるであろう。頭や肩や胃に滞《とどこお》っていた血液が、サラサラと流れ出したような気になるであろう。

あなたは今、天と地の間に満ちている宇宙のエネルギーを体内に取り入れて、自分自身の生命エネルギーをグーンと高めたのである。

どこかにピクニックに行くことはなかなか難しいかもしれない。だが、そういう状態を頭の中でイメージして、少しでもそういう状態に近づけること、それが「気」に注目した健康法ということである。

簡単にいえば、日々楽しく生きようと思うこと。愉快に生きようと思うこと。他人の言動を気にしないこと。引っ込み思案にならずになんでもやってみようと思うこと。それが気を高めることに通じるのである。

「やる気」と「気の病」

人はよく、「あいつはやる気がない」とか「気合いを入れろ」というような言い方をする。

「うちの子は勉強をやる気がないから、いつまで経っても劣等生なんですよ」などと言って、親がこぼしたりもする。

そういう親は、「まったくお前ときたら、少しはやる気を出したらどうなの」とか「ホラホラもっとしっかり勉強しなさい」とか言って、はっぱをかけたつもりになっている。

こういう母親は、人は「やる気」を自分でコントロールできるものだと頭から決めつけているようである。上司が部下を批判するとき、「もっとやる気を出せ」と言うのも、同じように考えているのだろう。

だが、残念なことに、「やる気」というのはそうそう簡単に出したり引っ込めたりできるものではない。

そうやって叱《しか》られた子どもや部下は、ますます萎縮して「やる気」という「気」が出てこなくなってしまうものである。それだけでなく、気持ちが萎縮すると、脳の活動も低下してしまう。脳の活動が低下してしまえば免疫力も低下する。いつもガミガミと叱られている子どもに、胃潰瘍の症状が出たり、チックという症状が出るのはよく知られているだろう。

上司から、目の仇《かたき》のように「お前はやる気がない」などと言われたとき、「それならひとつ頑張ろう」などと思うかというと、まずそんなことはない。反対に注意力が散漫になってますます失敗を続け、自信を喪失するという悪循環に陥ってしまうのである。やる気を出させようとして、反対に気の病に陥らせたり、気を散らせたりすることになってしまうのだ。

それでは、どうやって「やる気」とか「気合い」というものを出せばいいのだろうか。「やる気」を起こすコツというのは、案外簡単なことだ。それは勉強や仕事を「楽しむ」よう努力することである。

私は飛行機が好きだから、昔ある国際線で使われていたという食器のコレクションを見せてくれると聞けば、いかに遠方であろうと、どんなに疲れていようと出かけて行く。そういうときには、「面倒くさい」などとは決して思わないものだ。ただ好きだから、いつの間にか「気合い」が入って「やる気」を出しているだけである。

人間の脳には、快感神経といわれるものがある。そこを刺激すると、ドーパミンという脳内物質の分泌を促《うなが》すしくみになっている。一度出たドーパミンはそれが切れると、渇望感を感じてもっと出そうとする。だから、快感神経を刺激すればするほど、ドーパミンが分泌され、さらに快感神経を高めていくというサイクルになる。

「やる気」を出すには、この快感神経を刺激してドーパミンの分泌を促すことが不可欠だ。勉強好きな子ども、仕事にエネルギッシュに取り組むサラリーマンなどは、苦行のようにして「やる気」を出しているわけではない。なにかのきっかけで、勉強や仕事が面白い、快感だということに気づいただけである。

反対に、いつも叱られていると、ホルモンが脳の働きを萎縮させてしまう。「叱る」のは他人や親ばかりではない。いつも自己批判をしていたり、自信喪失に陥ったりすることも「自分で自分を叱る」ことになる。そういう人は、ドーパミンの分泌どころか、「気の病」を起こす危険が大きい。悪循環は断ち切らなければならない。

第3章　がんを招く性格、避ける性格

なんだ、がんか！　軽くいなせば敵も弱まる

がんを招いてしまう性格がある

性格と病気に関して、面白いことがわかっている。

日本でも、ダニエル・キイスの小説『24人のビリー・ミリガン』などで、多重人格という病が知られるようになったが、これは、一人の人に何人もの人格が現れるという精神疾患である。

あるきっかけで、がらりと人格が変わり、性格も行動様式も声も話し方もまったく違ってしまう。それぞれの人格の間にはなんのつながりもなく、性別まで違ってくることもある。患者の人格に変化が現れたとき、不思議なことに、からだにまでその変化が起こるのである。同じ一人の人間なのに、ある人格のときには糖尿病の症状があり、ある人格のときには高血圧の症状が出る。また、ある種の食べ物にアレルギーを起こす人格もあれば、まったく平気な人格もある。

病気というものが、肉体的なメカニズムだけで起こるという考え方からすれば、これはなんとも不思議な現象である。だが、病気には心の作用が関係していると考えれば、少しも不思議ではない。

性格によって、ある種の病を招きやすいタイプがある。

人間は、私たちが思っている以上に簡単に、心の作用がからだの変化を引き起こす生物だ。からだだけでなく、心が疲れてしまったときにはカゼを引きやすいように、またストレスを受けすぎたときには、ある種の病気になりやすいように、である。

がんもまた、人の気持ちや性格によってかかりやすい、かかりにくいということがある。

心理学者のＬ・リーシャン博士は、がんにかかりやすい性格を次のようにリストアップしている。

①――怒りを素直に表現できずに、ためこむタイプ

②――人生のアクシデントや失敗に出合うと、くよくよと思い悩むだけでなにもできないタイプ

③――人生に多くの楽しみを持っていないタイプ。たとえば女性なら家庭の中のことにしか

興味がなく、男性なら仕事以外に楽しみがない
④―自分に対して自信がなく、孤独感の強いタイプ
⑤―やりたいことがわからないか、わかっていてもやっていないタイプ
⑥―人生の大きな岐路に対して、後悔が先に立つタイプ
⑦―死の宣告をほっとして受け入れるタイプ

⑦のタイプの人は、自覚しているいないにかかわらず、「生きていく気力がない」というタイプだが、①~⑥に関してはどうだろう。

リーシャン博士があげたリストをよく見てみると、どれも「生きる」ということを積極的にとらえていないことがわかる。「人生というのは、苦しいことも多いが喜びも多く、ゆえにどんな努力をしても自分の生を長らえていこう」という思いが、これらのタイプの人には欠けている。

配偶者を亡くした人が、生きる目的を失って病に倒れたり、がんにかかったりする確率が多いように、はじめから生きる目的を持たず、日々悲しみだけでくれていくような人は、そうでない人にくらべて容易にがんという魔物にからだを占領されやすい。「信じる

者は救われる」というが、自分の人生を生きるに足ると信じることは、自分の命を救うことになる。がんを予防する情報は巷《ちまた》にあふれているが、あやふやな情報に振り回される前に、自分の人生を意味あるものとしてとらえる努力こそが大切だろう。

がんノイローゼが、がんを呼ぶ

「がんノイローゼ」という神経症は非常に多い。なにかことあるごとに、「がんではないか」と大騒ぎをして周囲を辟易《へきえき》させる。こういう人はどこにでもいるものだが、不思議なことにほかの病気、たとえば肝炎ノイローゼだとか、高血圧ノイローゼという人はあまり聞かない。

それは、がんという病が自覚症状なしに進行していくということ、死にいたる病であること、それにいったいどういう状況が揃《そろ》えばがんになるかということが、いまひとつ明確にわからないからであろう。

がんは、ある一定の場所に特定の刺激が長期間続いた場合に、その細胞が異常に変化増殖して起こるという説がある。だから発がん物質を大量に、または長期に体内に取り込むとがんにかかるリスクも大きくなる。また、遺伝子DNAそのものに発がんの情報が組み込まれているという遺伝説もある。

だが、がんを発病する人もいれば、発病しない人もいる。いったいこの差はなんなのだろうか。前項で述べたように、それは「気の持ちよう」によるのではないだろうか。

ニューヨークのローレンス・シャン博士によると、幼児期のうちに将来がんになるかもしれないと宣告された子どものうち、実際に発病したのは約七〇パーセント。その発病のきっかけとなったのが、大人になってからの配偶者の死や、失業、退職といった人生の大きなストレスだったという。また、子宮がん患者八千人のうち五千人が再発をし、そのほとんどがやはり配偶者の死亡や子どもの独立をきっかけにして再発したといわれている。

誰もが、がんとなるマイナス因子を体内に持っているが、ふつうは免疫機能が正常に働くので、がんはまだ「がんになるかもしれない可能性としての細胞」でしかない。

少々つらいことがあっても、よく寝、よく食べ、仲間とともに笑い、適当な休息をもち、気持ちを切り換えたりしていれば、知らない間に自分の免疫力だけでがんの発病を抑えることができるのである。

ところが、配偶者の死など、あまりにも大きなストレスを受けてしまうと、脳から免疫系統に与える指令がメチャクチャになってしまって、免疫はもはや臨戦態勢を取れなくなる。配偶者の死のように大きなストレスとまではいかなくても、いつもなんとなく心を落ち込ませ、毎日の生活を悲観的に過ごすことを長期間続ける場合でも、同じである。そうやって、免疫機能が崩れるときを、虎視眈々《こしたんたん》と狙《ねら》っているのががんという病である。

そう考えると、がんノイローゼというのは、率先してがんを招いているようなものだ。少し体調がおかしいだけで、がんを疑い、絶望感に苛《さいな》まれてしまう。これほど、がんにとって好都合なことはない。

いつがんになってもおかしくないからだに生まれついた私たちにできることは、気を強く持って免疫系が闘い抜いてくれることを邪魔しないことである。

統計によれば、がんに対して闘争心のある人が長生きする

日本人の〝美学〟は、あえて自己主張をしないことを教えている。

与えられた物に対して文句を言うと「大人げない」と言われ、規則や役所に対して「これはおかしい」と異議申し立てをすると、「お上に逆らった」と言われる。年を取れば「枯れて」当たり前、七十歳すぎの老人が異性の友達を作ったりしようものなら、「老いらくの恋」などと眉《まゆ》をひそめられ、高齢の女性が赤い洋服など着れば「年を考えろ」と陰口を叩かれる。

欧米人のように、小さい頃から自己主張を学び、納得できないことに対しては相手にどんな権威があろうとも意見を言い、年齢に関係なく自分のライフスタイルを押し通すという態度とは大違いだ。私の亡くなった母は、そういう意味ではまことに日本人離れした女性だったと言わねばならないだろう。

そういう日本人の〝美学〟のなせる業なのか、一般にがんなどの重い病気にかかると、

「なにごとも諦《あきら》めて天命を待つ」「お医者様にすべてをまかせる」という態度を取る人が多いようだ。今、医学界では、「がん告知」や「インフォームドコンセント」などが話題になっているが、告知されて、最後までがんと真正面から闘い抜くという患者は、日本ではまだまだ少数派である。

だが、この日本人の美学的諦めの態度は、がんをますますのさばらせるだけだということが近年の研究でわかってきた。

イギリスの例だが、がんの告知を受けたあと、その患者が十数年後にどうなっているかという追跡調査の報告がある。

①―がんに対して闘争心を持ち対応した人
②―病気であるはずがないと端《はな》から否定した人
③―冷静に受け入れた人
④―絶望感を持った人

の中で、生存率がもっとも高かったのが①のグループで、なんと八〇パーセント以上の人が生存していた。否定した人（②）になると五〇パーセントしか生存しておらず、冷静にがんを受け入れた人（③）は二五パーセント、絶望した人（④）は当然もっと低い。

日本人の患者には、この③と④のタイプの人が多いのではないだろうか。

「絶対にがんという病に打ち勝って見せるんだ」という闘志を燃やして、医者になんでも質問し、あらゆる文献を取り寄せて読み、少しでも肉体的につらいことがあると訴える。入院中も医者や看護婦を手こずらせて、自分が少しでも快適にいられるためには努力を惜しまない、というタイプはあまりいないようだし、また、そのようなタイプは日本では歓迎されないようだ。

だが、がんのように長い時間をかけて少しずつ肉体をむしばもうとする病は、科学的、数値的な病気の進行以上に、心理的な姿勢のほうが重大に関わってくる。

すでに前にも何度か取り上げたが、脳というのは、精神状態によって免疫活動を活性化させたり、鈍くすることがわかっている。がんは、発病からときには何年もかかって進行する。だからがんにかかったら、闘病の間いつも精神を前向きに保つことがたいへんに重要になってくる。

実際、同じがん患者の病室でも、いつも見舞い客があふれ、患者自身が冗談を言い、医者にいろいろ質問をしたり、看護婦にわがままを言って病院スタッフを困らせる患者のほうが、術後の経過がよく、早く退院できるようだ。

また、自分はこれをやらなくてはならないのだから、絶対にくたばるわけにはいかない、という使命感や人生の目標のある人も病気と闘いやすいようだ。「死んでたまるか」と病の床で誓うことは、予想外に強い馬鹿力を発揮するのである。

もちろん、精神論だけで、がんという厄介《やっかい》な病が克服できるわけではない。だが、がんと取り組むのは、医者や最新科学の粋《すい》を集めた薬ばかりではない。まず、自分の免疫機能を思う存分に活動させてやるために、脳からいつもポジティブなイメージを自分のからだに送ってやることが先決である。

そうやって、闘いの土俵を整えるのは、からだの主であるあなた自身の役目である。その手順を踏まないまま、がんという強敵と闘うのは、素手でヘビー級ボクサーと戦うようなものだ。これではじめっからかなわないことは自明の理である。

体内の防衛軍＝キラーT細胞はあなたの支援を待っている

会社に行きたくない。上司がいやでたまらない。そう思うと、からだの調子が悪くなることがある。

そうした場合、周りの人からは仮病かと疑われやすいが、当人は本当に胃が痛くなったり、頭痛がしたり、熱が出たりする。

これは、いやな気分やストレスといった心のマイナス要因がからだに働きかけ、具合を悪くしてしまうのである。このように言うと「うん、うん、そういうことってある」とうなずく人が、なぜか「気分を明るく持ち、治ると信じることでからだの具合がよくなる」といった説明には半信半疑に首をかしげる。気分の持ち方で具合が悪くなるなら、よくなっても不思議はないはずなのに。

こうした心の働きを利用して、近年欧米ではがんの治療にイメージ療法が取り入れられることが多い。

それは、患者をリラックスさせたあと、本人に自分のリンパ球ががん細胞を攻撃するというったイメージを持たせるのである。アメリカのカリフォルニア州に住むシモントン夫妻が発表し、今では多くの医師がその効果を認めている。イメージ療法を受けた患者たちは、たしかに延命率が高くなるという統計が続々と発表されたのである。

今までは、からだの中の悪者を退治してくれるリンパ球は、自分の意思でどうこうできるものではないと思われていた。ところが、シモントン夫妻の発見によって、人の考え方次第で、リンパ球の働きが変わることが明らかになったのである。

リンパ球の働き、つまり免疫系と呼ばれるガード機構は、ひとときも休まず厳戒態勢にあり、からだを守ってくれる格別頼りになるシステムである。そのシステムは、次のような手順で機能している。

ひとたび細菌などの異物がからだに侵入すると、マクロファージという見張り役が素早く発見する。見張り役がヘルパーTという〝出撃隊長〟の役割をする細胞に異物の目印(抗原)を渡すと、ヘルパーT細胞はキラーT細胞に攻撃命令を出す。キラーT細胞は文字通り、からだが雇っている腕利きの〝殺し屋〟であり、異質の細菌を殺す指令を与えられている。

それが、ジワリジワリと異物（細菌）を取り囲んでいる間に、リンパ節付近にいるＢ細胞が異物に対する抗体を作り始める。抗体が細菌に到達すると、いよいよキラーＴ細胞と〝助っ人〟の食細胞群が、異物を相手にすさまじい戦いを繰り広げる。この勝敗が、病気になるかならないかの分かれ目である。

そのとき、あなたが自分の中の治癒力を信じて、からだにエールを送るか送らないかで、キラーＴ細胞と食細胞群の働きが違ってくるのである。

信じるも信じないも、これは、科学的に解明された免疫系と心の関係であり、あなたが信じることで、キラーＴ細胞は殺しの腕を上げ、食細胞群はモリモリと異物を取り込んでくれるようになるのだ。そして、病気の原因となる細菌は、完膚《かんぷ》なきまでにやっつけられ、からだは健康な状態で〝生〟を謳歌《おうか》できるのである。

人間は、無意識にこれほど複雑な働きを精力的に行なっている生命体である。からだが必死に自分を守っている間、その勝利を確信することが宿主としての使命だと思わなくてはならない。

もしも、病気になってしまったとしても、免疫系の面々は勝負を投げたりしない。敵をやっつけるために闘い続ける。あなたの心がからだのためにできること、それはクヨクヨしたり落ち込んだりせずに、病と闘うための英気を養うことである。

前向きの姿勢、ゆったりとした気分を保つことが強力な支援となることを忘れるべきではない。

闘病精神にまさる〝医者〟はいない

「がん」といえば、そのイメージがたやすく「死」と結びついてしまうのは残念である。たしかに一九八一年から日本人の死因のトップはがんである。一九八七年の統計を見ると、がんによって概算で一日五四七人、二分間に約一人の割合で死亡している。

けれども、この数字のウラで、もっと多くの人々が、がんにかかっても生き続けていることは忘れられがちである。もしあなたが、がんに限らず、致命的と思われるような病名を医師から告げられても、それをすぐに「死」と結びつけるのではなく、生き続けている人々のことを忘れないようにしなくてはいけない。現代のペストといわれるエイズでさえ、発症することなく何十年と生活している人々がたくさんいるのだ。

まず、あなたは病気になった時点で、死にいたる道と治る道の分岐点にいると知ることだ。そのときに、断固として生き続ける道を選択しなくてはいけない。病気と闘う闘争心を持つのだ。

前にも述べたように、がんにかかったとき、再発もなくもっとも長生きしたのは、告知されたときに「絶対がんを克服する」と決意した人々、次に「からだに変調なんてない」とかたくなに否定した人である。反対に予後が悪かったのは、「平然と事実を受け止め、模範的な患者であった人々」、もしくは「絶望的になり気分的に死を受け入れてしまった人々」なのだという。

これは、かなり象徴的な話ではないだろうか。

医者としてこういう話をするのは多少困ることもあるのだが、実際治療に関して口うるさく、医者にたくさん意見を言い、不安や不眠などの症状を頻繁《ひんぱん》に訴える患者のほうが元気だということを、統計は語っているのである。

医者にとって手がかかる患者というのは、つまり自分の中の病気と自分自身が闘うという自覚を持った人である。そして、大人しく苦痛を受け入れている患者より、自分の中の不安を口に出して言う患者の免疫機能のほうが、活発に働いていることもわかっている。

こうした研究は、以後も各国で続けられ、病気に対して闘争心を強く持っている人々のほうが、病気にかかる確率が少なく、病気を打ち負かす確率が多いという結果が報告されている。目には見えないが、心の持ち方はがんの治療効果を高めるほどの威力を持っているのである。

　単行本や雑誌で「がんからの生還」といった類《たぐい》の読み物を目にすることがあるだろう。ああしたものを書く人々は、がんという病気を自分なりに研究し、闘うためにさまざまな療法を試み、決して諦めなかった人々である。そうした人々だからこそ、病気になってもメソメソすることなく、メモをとり、新しい情報を入手し、積極的に病気に立ち向かい、その結果「生還」し、本も書けたのである。

　頼もしいことに、最近は多くのがん患者が回復し、多数の出版物を出している。特に女性たちの明るい闘病記が多いようだ。ああしたものを読んで、そこに出てくる治療法に左右されるのではなく、病気に対する姿勢を学ぶというのは一法であろう。

　反対によくないのは、こんなケースである。病気を知らされたときに「わかりました。私は大丈夫です。けれども、妻や子どもたちのことが心配で……」と平静に受け止め、言われた通りに模範的に大人しく入院生活を続けることである。

　誤解をされないようにしなければいけないが、これは「医者の言うことを聞くな」ということではない。

　病気を告げられたときのショックや悲しみ、また治療に伴《ともな》う不安や痛みといったものを、すべて心の内にしまい込むのがよくないのである。からだは、病気と闘うだけでも大騒ぎだというのに、人間的な感情までグッとこらえて心の内にためられてはたまらないだろう。

愚痴をこぼすでもいい、不安を打ち明けるでもいい、それで心が楽になるように自分で自分をいたわらなければならない。そして、闘いを挑むのだ。絶対に勝つつもりでだ。

悲観主義者は楽観主義者より死亡率が高い

知り合いの女性に、年に二回はがんにかかる人がいる。つきあってから、かれこれ十年以上にもなるから、すでに二十回以上はがんになった勘定だ。

それでよくも生きていると思われるかもしれない。実際、生き長らえているというより、並の人よりずっと元気で、芝居だのテニスだのと大活躍をしている。

すでにおわかりかもしれないが、彼女はがんノイローゼだ。たまに電話がかかってくる。私は「最近はどこのがんをやりましたか」と聞く。「三月にね、頭痛が全然とれなくて、脳腫瘍《しゅよう》かと思ってCTスキャンで見てもらいましたの。そしたら、ただの偏頭痛だなんて言われちゃって。それから、この間、背中や顔にほくろが異常に増えてきたから、これは皮膚がんだと思って、慌《あわ》てて病院に行きましたら〝老化現象ですね〟なんて言われて。失礼しちゃうんですよ」などという答えが返ってくる。

とても明るく話を聞かせてくれるので、冗談半分なのかなと思っていると、そうでもないらしい。家内が、ちょうど彼女が「がんではないか」と自分で疑っている時期に電話をかけたところ、かなり落ち込んでいる様子だったという。

こういうがんノイローゼの人にもいいところはある。ちょっとからだが変だと思うたび、病院に飛んで行くので、本当にがんにでもかかったときは発見も早いことだろう。けれども、自分ががんではないかと疑い始めて十年。一度もそうだったことはないのに、年に二回、あわせて二か月あまり悩んで落ち込むとは、エネルギーの多大なる無駄遣いではないかという気もする。

こうした人々には、ある性格的な傾向がある。一般に疑い深く、悲観的なのである。どこかが少し痛いだけで、いきなり最悪のがんを予想するぐらいであるから、ほかのことでも最悪の結果ばかりを予想する。飛行機に乗れば「落ちるのではないか」と思うし、試験を受けても「受かるはずがない」と落ち込む。夫の帰宅が遅くなれば「浮気にちがいない」と疑い、望んだ通りに物事がいかなければ「私はだらしない人間だ」と自分を責める。

アメリカでは、こうした悲観主義がどんなに人生を棒にふり、病気にかかりやすく、また治りにくいからだにしてしまうかを研究している人々がいる。その中の一人マーティン・セリグマン博士は、悲観主義者と楽観主義者に関する興味深いデータを多数発表している。

そのデータによると、悲観主義の人々は楽天家よりも病気にかかる率が高い、という信頼するに足る結果が得られたという。また、病気にかかったときに悪い病気を退治するナチュラルキラー細胞も楽観主義者のほうがより多く、からだの免疫力が強いということである。

悲観主義の方々はこれを読んで「やっぱり私は病気にかかりやすくて、しかもかかったら最後治らない」とますます落ち込まれることであろう。

けれども、悲観主義は決して治らない業病ではない。悲観主義が治れば、自分を不幸に思うことも減り、病気にかかりにくくなり、病気にかかっても免疫力が高まるのである。食事や睡眠に気を遣うように、ちょっとした予防医学だと思って治す努力をしてみてはどうだろうか。

ちょっとしたコツのひとつは、悪いことは一時的なものだと思う習慣を身につけることだ。

たとえば夫（妻でもいい）とけんかをしたら「相手は今朝は機嫌が悪い」と考え、「相手は性格が悪い」とは思わないこと。職場で失敗したら「計算ミスが原因だった」と考え、「私は仕事ができない」と思わないことである。そのあとは、すみやかにいやなことを忘れることである。

忘れられないから問題なんだ、という人は実は忘れる努力をしていないのである。テクテク歩いてもいい、映画を観てもいい、友人と飲みに行ってもいい、なにか別の行動にただちにとりかかり、頭に「いやなことは忘れよう」と命じるのである。

そして、いいことがあったら「やっぱり私の日頃の努力が実った」「私は才能がある」とすべて自分のおかげと考え、自分に言い聞かせるのである。習慣の力はあなどれない。

少しずつ、あなたの心は上向きになるクセがつき、病気にかかりにくく、免疫活動が活発で楽天的なからだに近づいていくはずである。

依存型人間は病気になりやすい

こういう人とはつきあいたくない、という心の基準が誰にでもあると思う。

ある人は、「ケチな人」とは絶対につきあえないというし、「趣味の悪い人」とは一時間も一緒にいられないという人もいる。「怒りっぽい人」とか「ガンコな人」が苦手という人もいるだろう。

私の場合は、「他人に依存する」タイプの人が苦手である。私の家は皆がそれぞれに独立独歩という信条で、人に頼るくらいなら、なにもしないで過ごすほうがいいという考えだった。

だから、「人に頼ることが当たり前」という考えの人を初めて知ったときは、たいへん驚いたものだ。いつも人に頼らないとなにもできないという人と一緒にいると、対等のつきあいができない。こちらが常に保護者にならなくてはいけないような気がして落ち着かないのである。

「依存型人間」というのは、それが女性ならば、最初の頃は「あなたがいないと私はなにもできないんです」という態度が可愛《かわい》らしく思われることもある。だが、いつものこととなると、嫌気がさしてしまう。

異性同士であっても、同性同士であっても、親子であっても、どちらかが一方的に依存するのは、アンバランスな関係である。

当人は気づいていないかもしれないが、依存型人間は、結局のところ、自分自身の心もからだもむしばんでいるということがよくある。

「他人に依存する」というのは、自分で解決しなければならない日常的な問題も悩みも、誰かに相談すればきっとうまくやってくれるという甘えた考えである。こういう考え方や行動のしかたは、一見するとたいへん楽なように思えるかもしれない。

どういう決断であれ、なにかを決断するということは、痛みを伴うものである。なにかを得ようとすると、なにかを失うことになることもよくある。だが、自分の人生である限りは、その痛みを自分で引き受けなくては意味がない。自分でなんでも決めて行動するということは、苦しみもあるかもしれないが、その分、喜びも自由もあるということだ。人に頼ることは、そういうことを自ら手放してしまうことでもある。

たとえば、寂《さび》しい毎日だから、人に電話をかけてその寂しさをお喋《しゃべ》りで埋め合わせようとする。だが、相手はいつもいるとは限らないし、第一、そう自分の思う通りに時間をさいてくれるとは限らない。いきおい、寂しさはさらに増し、欲求不満が高まることになる。

なにかを選ばなくてはならない場合、人に決めてもらおうとする人もいるだろう。が、人に決めてもらった選択に満足するわけがない。そのとき、捨ててしまったもう一方をいつまでも未練たっぷりに思い出し、悲しみを募らせるかもしれない。

自分で仕上げなくてはならない仕事を、できないからと人に頼むこともあるかもしれない。だが、それは最終的に自分で責任を取る場合にだけ許されることだ。責任すらも投げ出すようなら、すでに大人の仕事とはいえない。一度そういうことをすると、もう二度と仕事は頼まれなくなる。そしてその人は、誰からも相手にされずに、すべき仕事もなくなり、孤独感が強まるというわけである。

人に頼りっぱなしでいると、なにをしても結局のところ、不満と不安と孤独感を抱くことになる。さらに、そういう心の寂しさを、人に頼って解決しようとするからますます悪循環となる。こういう人は、心の空虚さが痛みとなって、胃を傷つけることが往々にしてある。

仕事でも、人間関係でも、一人で責任を持ってやり抜き、そこに自分自身の喜びを見つけることができれば、どんなにハードな状況でもからだは平気なものである。健康を害したとしても、自分でなんとか治してやろうという気になれないのが依存型人間の特徴である。自分の不調は他人がなんとかしてくれるだろう。病院にさえ行けばいいと思うのだ。

だが、人は治そうという意志なしには、どんな病気も治せはしない。思うように快方に向かわないと、医者や薬や、自分の置かれている状況を恨《うら》むことになる。医者や病院への不信感がそこまで募っているのなら、自分の意志で転院すればいいのだが、他人まかせのクセがついているのでそれもできない。

不信や不満を抱いたまま長期療養ということになれば、生きる望みすら放棄するようなものだ。

依存型人間はかように病になりやすく、病気になれば治りにくい〝種族〟なのだ。

薬の効果は気持ち次第で強くもなれば弱くもなる

知り合いの女性が、数年前に歯の治療をしたときに、ちょっとした麻酔の事故にあった。事故といっても、それほど大げさなことではない。麻酔薬が彼女に合わなかったために、治療中に気分が悪くなってしまったのだ。人によって、薬の副作用が強く出る人もいれば、なんでもない人もいる。

だが、不幸だったのは、この女性がもともと薬に対して非常に過敏だったということだ。彼女は数年後に再び歯科治療が必要になったが、麻酔に対する恐怖感をぬぐい去ることができなかった。頭では麻酔が必要なのはわかっている。しかしどうしても、からだが言うことを聞いてくれないのである。

医者は以前のことがあるので、治療の前に何種類もの麻酔を少量ずつ注射して、どの麻酔なら大丈夫かをテストしようとした。だが、彼女はすべての麻酔に対して拒否反応を示しただけでなく、参考のために麻酔ではなく「水」を注射したときにも、同じような拒否反応を起こした。

麻酔を怖がるあまり、なんの効果も副作用もない「水」に対してまで、彼女のからだは拒否反応を起こしたのである。麻酔が怖いという恐怖感がからだを支配してしまったわけである。

反対の例もある。

ある患者に、よく効くが副作用も強い薬を与えるとする。だが、医者としては副作用の強い薬は患者のからだにダメージを与える率が高いので、できるなら最小限に留《とど》めたいと思うだろう。そういうとき、最初の数回はきちんとその薬を与えるが、何度かに一度とか、ある程度経ったときに、同じ形で同じ色という外見上はまったく変わらない「偽薬」（プラセボ）を与える。

その偽薬は本来はまったく効き目がないものの、患者は効き目のある薬だと信じ込んでいる。からだのほうは、不思議なことに元の薬と同じような反応を示すのである。つまり、強い副作用はなく、効き目だけがあるという喜ばしい結果になるのだ。

薬とからだという、明白な因果関係を見せそうなものでも、患者の心の状態によって、こんなにも影響が出てくるのである。

知り合いの女性は、「麻酔＝怖い」という図式が頭の中にできてしまったから、からだが麻酔に対して拒否反応を起こしたし、偽薬に騙《だま》される患者のほうは、「薬＝効き目がある」という図式が頭の中にできてしまい、なんの効果のない薬でもからだによい反応が出た。

私たちはよく「この薬はよく効く」とか「あの薬はちっとも効かなかった」というような言い方をするが、実は「効く」「効かない」というのは薬の成分以上に、気持ちが関係していることを知っておいたほうがいいだろう。

薬という、化学成分としては十分に研究しつくされて使用されるものでも、その効果が計算通りにいくかというと決してそんなことはない。薬は弱っている組織を建て直し、悪い患部を正常に戻すことの、ほんの何分の一かのお手伝いをしているだけである。本当にからだの状態をよくし、正常な機能に持っていくのは、「自然治癒力」とか「自己治癒力」といわれる、自分自身で治す力なのである。

「まじめ」な人はなぜ体調を崩しやすいのか

私自身はどちらかというと、自分で言うのもおかしいが、気分転換が上手なほうだと思っている。というより、元来が好奇心旺盛でいろいろなことに興味がいき、「このこともとりあえず知ってみたい」などと思いながら過ごしているため、知らず知らずのうちに気分がリフレッシュされているようだ。

私にとっては、旅行に行くことも、文章を書くことも、飛行機グッズのコレクションも、広い意味ではみな気分転換の方法であるらしい。

人様から見れば、あんなくだらないことに神経を遣い、時間を費《つい》やすよりも、もっと仕事や研究に精を出すべきだと思うかもしれない。

「学究一筋」という生き方からみれば、私の生き方など不まじめでふらちな生き方に見えるだろう。

日本人は、なんでも簡単に手を延ばしたり、趣味を多く持ったり、転職を重ねたりすると、「あの人は腰が落ち着かない」とか「人間が小さい」などと言って非難する傾向がある。だから、いつまで経っても、日本人の労働時間は欧米にくらべると長いし、労働省が躍起になって「バカンスを取ろう」などと掛け声をかけても、空振りに終わってしまうのだ。

バカンスを取ったり、適当に遊んだりすることに罪悪感を感じてしまうのは、日本人の悪いクセなのではないだろうか。

とまあ、私がこんなにムキになってしまうのは、この頃、気分転換が下手だったりまじめすぎることが原因で、心とからだを病んでしまう人が目立つからだ。

結婚二十年目の四十代後半のある女性は、結婚と同時に仕事を辞め、夫と子どもたちの世話をずっとしてきたという。子どもたちが学校から帰ってきたときに、母親の姿が見えないとかわいそうだからと、パートにも出なかったし、友人に誘われてどこかに出かけることがあっても、夕方までには必ず帰るようにしていた。それが、この頃は上の子は大学に進学して家を出、下の子も高校のクラブ活動が忙しく、帰ってもご飯を食べて寝るだけになった。仕事人間の夫はもとより話し相手にもならない。

そういう生活が続き、いったい自分の人生はなんなのかと考えるうちに、朝起きるのがつらくなり、一日中偏頭痛に悩まされるようになったと言って、うちの病院を訪れたのである。

こういう例もある。

二十代後半のある男性は、今どきの若者にしては珍しく礼儀正しく、几帳面《きちょうめん》である。このところ胃痛を繰り返しているという。病院で検査をしてもらってもどこも悪くないと言われる。だが、一向によくなる見込みがない。話を聞いてみると、彼はまじめ一方で趣味らしい趣味もなく、気楽に女性と飲みに出かけるということもないという。

ほかの人は適当なところで切り上げて、さっさと「アフター5」のお楽しみに出るのに、彼だけはいつも残業で遅くなる。朝もきちんと出社するし、周りからは頼りになる人と思われているらしい。趣味らしい趣味もなく、日曜は週日の疲れでほとんど寝て過ごすのだと言うから、あまり面白そうな毎日ではないようだ。

この二人は、「まじめ」人間が陥る典型的な罠《わな》にはまってしまったようだ。四十代後半の主婦は、いつも「まじめ」に家族のことだけを考え、それだけを人生の目的として生きてきた。おそらく、自分の楽しみやちょっとした贅沢《ぜいたく》など、どれも犠牲にして生きてきたのだろう。傍目《はため》からは、幸福そうな主婦と思われていたかもしれないし、自分自身もそういうイメージに必死になって合わせていたのではないだろうか。

男性の場合も、「仕事をする」という自分の使命にあまりにも忠実だ。それ以外の、気分転換というものがまったくない。

「まじめ」に生きることは、なんら悪く言われる筋合いのものではない。

だが、まじめさが高じると、あるひとつのものにしか目も心もいかなくなってしまう恐れがある。

仕事のことを四六時中考えたり、家族のことしか興味がなくなってしまったりということになる。そういう人は、ほんのささいなことから、自分のやり方や生き方に疑問を持つと、今度はその疑問ばかりが気にかかってしまう。根がまじめな分、適当なところで切り上げてほかのことを考えるということができないのだ。

この二人にもう少し不良っ気があったなら、体調を崩すこともなかったはずである。夫や子どものことばかり考える合間に、自分自身の楽しみを生活に組み込んだり、仕事を適当に切り上げて、カラオケにでも行ってストレスを解消するということは、毎日を過ごすうえで非常に大切なことである。

ノイローゼになったり、ストレスから胃を壊してしまうというのは、こういう「まじめ」人間に多い。まじめさゆえに思いつめ、考え込んでしまい、精神的・肉体的パニックに陥るのである。「まじめ」というのは、使用法を誤るとたいへん危険な毒となってしまうものなのである。

「一怒一老」と知るべし

人生思い起こせばうまくいかないことが多い。人によっては、人生なんて憤《いきどお》りの連続だ、と息巻くことだろう。

では、なにがうまくいかないのか。

会社に行く電車は満員、会社に着けば要領の悪い同僚のせいで仕事は増える。ちょっとしたミスで文句ばかりを言う上司はいるし、頭の悪い部下には困ったものだ。帰れば帰ったで、家は散らかっているし、自分が落ち着いてくつろげるスペースもない。おかずはもう見るのも飽き飽きしている子ども向けハンバーグだし、飲みたいと思っていたビールは冷えていない。寝ようとすれば女房の愚痴が始まり、せっかく眠りについても夢見が悪い。文句ばかり言って一日が終わったが、世の中馬鹿ばっかりだからしかたがない……。

毎日こんなふうに考えているようなら、たしかに不幸な生活を送っている人ということになるだろう。

なにが不幸かといえば、コントロールできない相手に対しての不満は、決して昇華できないからである。犬に話をさせるのと同様、人を自分の意のままに動かすことは不可能である。それを望むところから始まる〝不幸〟を抱えているのであれば、これはもう解決方法がない。

解決方法がないとはいっても、怒りや不機嫌はからだのためによくない。映画などで、「なにっ!」と憤ったとたんバッタリ倒れる男性が出てきたり、ショックで胸に手を当てて倒れる女性が出てきたりするが、あれはたしかに現実にある現象だ。

まず、怒りや不機嫌を感じたときに出てくるアドレナリンやノル・アドレナリンといった物質が、コレステロールを増やす働きをする。そのためカッとしたときに一時的に血圧が上昇すると、コレステロールによってつまりやすくなった血管が破けたりして心臓発作を起こしやすくなるのである。

もちろん、これだけが原因ではないが、怒りは、心臓の健康と大きな関係のある感情であることははっきりしている。

今や、がんやエイズといった病気が、世間の関心をすっかりさらっているために、心臓発作とか脳溢血《のういっけつ》といった古典的な病気に対する関心が薄らいでいるのは奇妙である。こういう病気だとて、別に減っているわけでもないし、奇蹟《きせき》的な特効薬が発明されたわけでもないからである。とりわけ現代人はストレスや高カロリーの食生活によってコレステロールをためやすいので、真っ先に気をつけなければならないのは、むしろこれらの病気である。

心疾患もがんと同様、気の持ちようでかなりよい予防策を講じることができる。どんなふうにするのが効率がいいかといえば、かんしゃくをコントロールすることを覚えることだ。

せっかちで早口、椅子《いす》には浅く座り落ち着きがなく、カッとしやすく感情的なタイプは、カッとしないように努力しなければならない。カッとしたことによって一時的にはスカッとするし、その場の雰囲気を変えることでささやかな満足感を得られるかもしれない。だが、そのツケは確実にからだに回ってくる。怒りにまかせて怒鳴っていると、血中にコレステロールがたまり、どろりとした血が血管を塞ぎ、心臓は不自然な鼓動を打ち始め、免疫力が下がってくる。

では、怒りはどのようにコントロールしたらいいのだろう。

第一に、「世間はこうしたもので、一時的に誰かが怒ったところでよいほうにも悪いほうにも転ばない」と悟ることだろう。

また、他人とはどうにもならないから他人なのであって、自分の思うようになるのは他人とは言えない。だから、他人を気にしてストレスをためるようなことはしないことだ。

そこまで悟れれば、ストレスの直撃を避けることができる。悟りは難しいが、努力してみる価値はある。怒っても一生、笑っても一生なのだから。

もうひとつは、からだをリラックスさせて心をゆったりとさせる方法である。心とからだはひとつである。それならば、からだをリラックスさせて心をくつろがせることも可能なはずだろう。

常に戦闘的な人間は、からだに力が入っていることが多い。その力を上手に抜いてやることでリラックスした状態が作り出せる。

簡単には、ゆっくりとからだを伸ばせるところで、足の先からひとつひとつ力を抜いてみる練習をするといい。イライラしたら、まず全身から力を抜いてリラックスしてみること。そして、深呼吸をしながら、筋肉のひとつひとつが柔らかく温かくくつろいでいるのを実感する。こうすれば、心身ともにくつろぐことができるだろう。

私の好きな言葉の一つ、まさに「一怒一老」なのである。

寂しい人は早く死ぬ

かつて、『寂しい人は太る』という本がベストセラーになったことがある。これは、太るのには心の寂しさに原因があり、人間は心の空虚さを「食べる」ということで癒《いや》そうとするので、肥満から逃れられなくなるという趣旨の本だった。

女優のエリザベス・テーラーが肥満となり、その後ダイエットに成功したが、彼女が肥満となったときは、自分の人生の目的を失っていたときだったという。ダイエットに当たって注意すべきは、いかに痩せるかということではなく、自分の心の持ちようをどうするかということらしい。

この考えは当然である。そして、私はさらにこう付け加えたい。

「寂しい人は早く死ぬ」と。

人は社会的な生き物であるので、愛する人が死亡するとからだの調子を崩してしまうということは前に書いた。また、愛する人を失った人だけでなく、はじめから愛する人がいない人の死亡率が非常に高いことが、アメリカのエール大学の調査で判明している。それによると、人種や年齢や性別に関わりなく、結婚していない人はしている人にくらべて、死亡率が一・五倍から二倍弱くらい高いという。友人の多さも死亡率には関係しており、交際範囲の狭い人ほど、死亡率が高いことがわかっている。

これはどういうことだろうか。

交際範囲が狭く、家族がいないということは、一般的に言えば、「孤独」である。その孤独感が、先の本のように「食べる」という行為に走らせ、極端な肥満を作り上げている可能性も高い。極端な肥満はご存じのように、糖尿病や心臓病、高血圧の原因ともなる。

当然、命の危険が大きいわけである。

また、家族がなく、側《そば》に忠告してくれる人がいないゆえに、不摂生なことを続けるということもあるだろう。深酒、ヘビースモーク、不規則な食事、睡眠不足なども、からだの調子を崩し、寿命を短くするのに十分な理由となるはずである。

だが、それ以上に大きな理由が、「寂しい」と思う心のありようである。人は栄養や先進医療だけでは、決して長生きできない。家族や友人がいなくても、栄養や医療は等しく得ることができる。だが、愛情だけは差が出てしまう。「寂しい」という気持ちは、愛情が足りていないということである。人に注《そそ》ぐ愛だけでなく、人から注がれる愛がないことが、命をすり減らしているのである。

不安や寂しさは最大のストレスになる。なぜなら、こういうストレスは、仕事が忙しいという理由のストレスと違って、長期にわたってなくなることがないからだ。忙しすぎてのストレスならば仕事の種類が変わればなくなる可能性もある。だが、寂しさや不安感は、その人の性格であり、環境であり、運命ともいえるものだ。明日になれば、突然なくなるというものではない。

寂しさからくるストレスは、精神だけでなくからだを疲弊させる。長期にわたってからだを疲弊させ、免疫力に重大な影響を及ぼすようになる。実際、エール大学の調査でも、早死にする人の死亡原因は、さまざまであった。ということは、どんな病でも倒れたときに回復する免疫力が低下していたということでもある。

寂しさは健康の大敵である。家族の愛情に恵まれない人、交際範囲の狭い人は、心の安らぎをいかにして確保するかを真剣に考えたほうがいい。

第4章　笑う入院、楽しい病《やまい》

わがままな人、色気のある人ほど治りが早い？

「入院です」といわれたら、入院生活を楽しむこと

医者から「入院が必要です」といわれたら、安心したほうがいい。

家であれば、あれこれからだの心配をしながら仕事だの家事だので右往左往しなければならない。だから入院は、「寝ていればいい」というお墨《すみ》付きをもらって、たっぷり休む絶好のチャンスを得たと考えたい。

私の最初の入院は昭和一二年のことだった。夏休みに信州にキャンプへ行き、帰京してから銀座《ぎんざ》で天ぷらと氷水という「暴食」をした結果、盲腸炎を引き起こしたのだ。

かれこれ十年ほど前にはアレルギー症で入院をし、その翌年には前立腺肥大の手術でまたまた入院することになった。それは実にいいことだった。なにがよかったかというと、自分のからだを過信しなくなったことである。

忘れていた。四二歳の厄年《やくどし》のとき、過労で倒れて入院したのだった。おかげでそれが禁煙のキッカケになった。

人間ときどき病気をしなくてはいけないと思うのは、あんまり元気でいると、からだのことなどおかまいなしに、でたらめな生活をしがちだからである。日頃、病気と縁のない生活をしている人ほど、無理をつめこんだ生活をしてからだの存在を忘れてしまうようだ。

ふだんからからだにつらい思いをさせ、あとでたまりにたまったツケをごっそり払うより、こまめに払ったほうが、からだに優しくなれるのではないかと思う。

その後、私はすっかり健康体になったのかといえば、そんなことはない。ヒカリモノの魚を食べすぎるとアレルギーが出るし、膝や肩の関節も痛い。

こうしたもろもろの故障を持っていることで、私はからだに優しく思いやりをもって生活するようになった。

食事に気をつけたり、無理をしないで生きていくコツを身につけることができたようだ。もし、病気知らずで医者知らずで暮らしていたら、食事に気をつけることなど思いもよらないにちがいない。きっと、好き嫌いだけしか考えなかったと思う。

それからの私は、色紙を頼まれると「数病息災」と書くことが多くなった。高齢化社会になって、一病息災では間に合わないと思うからである。複数の病を経験することが、いかにその後の健康のためになるか、これには計り知れない効能がある。

　さて、病気にかかって、しかも入院となれば、いよいよ幸いである。いつでもベルを押せばナースが飛んでくる生活というのは、最高の環境である。しかも通院では仕事からも家事からも解放されないが、「入院」という御札の前には、会社も家庭も引き下がらざるを得ないのだから、天下御免である。

「入院」「手術」という言葉を、怖がっているようでは、せっかくのチャンスをみすみす棒にふることになる。入院、手術において困ることは、外出ができないこと、夜更《ふ》かしができないことぐらいであろう。あとは、くよくよしないで、笑いと強気で乗り切る心構えがなくてはいけない。

　もしも、本が好きなのになかなか読めない毎日を送っていたのなら、入院前に本屋にでも行って読みたい本をごっそり買い込み、入院生活の友としたらどうか。もしくは、句作にふけったり、入院エッセイを書いてもいい。

　回復してその後順調な生活を送るというイメージ・トレーニングも、入院中にしたほうがいい。心の中でポジティブで明るい未来を想像することは、心身ともにとてもいいことだとされているし、実際に治りが早くなる。

手術にしたって、治療にしたって、その後長く話のネタになる経験である。ここはひとつ、人に面白い話ができるように、じっくり経験を楽しみたいものだ。入院期間は人生の微妙な色づけになるにちがいない。

私は前立腺手術の入院は絶好の休養と考え、主治医に頼んで予定より入院期間を延ばしてもらった。会議も講演も堂々と休むことができた。ただし、病床で原稿を書くことがいかに苦しいものか実感できた。この次の入院のときは原稿はテープに吹きこむことにしよう。

病気には毅然《きぜん》とした態度で臨むと治りも早い

先日、テレビでやくざ映画を観ていて思ったのは、病気とチンピラやくざは似ているのではないかということである。

下手に出ればつけこまれ、うっかりお金でも渡そうものなら、骨の髄《ずい》まで絞り取られる。任侠《にんきょう》の世界とはいえ、チンピラやくざたちは、人の弱みにつけこむのが生き甲斐のような人間というのが一般的な解釈であろう。

映画の中のチンピラやくざもその類の人間であった。彼らの悪逆非道ぶりを見ているうちに、病気と似ていることにハタと気づいたのである。

病気も人間が弱みを見せるのを虎視眈々《こしたんたん》と狙《ねら》っている。ちょっと弱気になろうものなら、いちゃもんはつけないまでも、襲いかかり、弱いところを攻め始める。それは、卑《ひ》怯者《きょう》のけんかと同じような寸法であるが、相手が細菌では抗議もできない。打つ手がないと思い込んでこちらが弱気になると、病原菌は骨の髄まで入り込んで、徹底的にのさばり出す。チンピラやくざそのものではないか。

それならそれで、対処のしようもあると考えよう。チンピラやくざの撃退法を考えれば、病気の撃退法に相通じるのではないかと。つまり、チンピラやくざに対抗する「高倉《たかくら》健《けん》」のごとしである。

まずは毅然《きぜん》とすること。そして、不条理なことには、決してくじけない決意を持って臨むこと。あくまでも敵が不条理を押し通すというのなら闘わねばならぬ。手に負えない場合は、官憲に頼るごとく医者に助けを求めるのだ。助勢がついたところで、狙われているのは当のあなたなのだから、自分が闘うという意志を失ってはならない。あくまで、医者（警察）は力強い味方であっても当事者ではない。

弱い者いじめをするタイプは、いじめやすい相手を見分ける独特のカンがある。睨《にら》みつけたときに、相手が「ああ、あんな怖い目つきで睨まれた。もうダメだ」としゅんとしてしまえば、サディスティックな気持ちが昂《たかぶ》り、しつこく攻撃をかけ始める。だが、もともと毅然としている人間には、いちゃもんはつけづらいものである。同様に、病気に一睨みされ、「ああ病気にかかってしまった。もうダメだ」としゅんとしてしまえば、同じことが起こる。心が落ち込み、闘う意欲をなくすと、脳がやむを得ず「病気を受け入れろ」といった信号をからだに送ることになる。すると、からだの免疫力は低下していき、病気は我がもの顔にあなたのからだを蹂躙《じゅうりん》していくという図式である。

そこで「高倉健」の登場である。ジャッキー・チェンでもブルース・ウィリスでもいい。さんざん敵にやられても、なおも立ち向かう彼らの姿勢が、病気になったときのいいお手本なのだ。

ときには「どうして私が……」と絶句するような病気にかかることもあるだろうし、「こんな忙しいときに……」とタイミング悪く病気に倒れることもあるだろう。そうしたときに、「なにを、くそ」といった闘志が、心とからだにとってのなによりの薬になる。

人生は不条理なことが多い。けれども、起こってしまったことはしかたがない。頭を切り換えて、雄々しい正義のヒーローやヒロインになりきるのだ。

ただし、高倉健の場合、自分も死ぬつもりになって突撃してしまうが、あれはやりすぎである。絶対に死なないつもりで、うまく闘わなくてはいけない。

なに、チンピラやくざにくらべれば、病原菌など小さいと思え、だ。

臆病な病人は苦痛も三倍になる

混んだ電車の中で目の前に広げられた新聞で面白い記事を盗み見した。

スポーツ新聞で、タイトルはこんな感じだった。

「会社重役、手術前日に失踪《しっそう》」

はなはだ情けないことこの上ない。そう思うのも他人事《ひとごと》であるからだろうが、誰だって思わずクスッと笑いたくなるタイトルではないか。

記事の内容からすると、胆石を取るための手術を控えたある会社の重役が、手術がいやなあまり、痛む脇腹を押さえながら病院を脱走したという話だった。

こんな話、滅多《めった》にないから記事になったのだと思いたいところだが、実は逃げ出す病人は結構いるのである。たいてい家に逃げ帰り、家族に説得されてまた病院に戻ってくるから、大事にいたらないだけの話である。

この重役は失踪したことでかなりの損をしている。

ひとつは、手術が始まる前からこんな逃げ腰では苦しみが倍になってしまうということである。手術は全然痛くもないし安全ですよ、とは言うまい。からだにメスを入れて、中から石を取り出すのだから麻酔の効いている間はともかくあとで痛むこともあるだろう。けれど、まず手術の痛みを考えて逃げ出したくなるほど恐れるとしたら、これはもう手術を一回受けたのと同じ苦しみであろう。その後、実際手術を受けるのだから二倍の苦しみとなる。

どうせなら、直前まではほかの楽しいことでも考えて、痛い思いは一回にしたほうが得ではないか。いや、この場合、胆石を抱えたまま走り回っているのだから、こちらのほうが手術よりよほど痛いかもしれぬ。となると三倍の苦しみである。

また、医者を信頼しない、手術が怖いと不安ばかりを抱えては免疫機能も働かず、からだが自分を治そうとしない。不安のあまりからだが固くなって、コンディションが悪くなったとしたら、手術だってうまくいかないだろう。

逃げ出さないまでも、逃げたくなったときは、よくよく考えてみたいものだ。そのまま放っておいて時の運にまかせるのか、痛くても我慢して医学に身を委《ゆだ》ね、早く治すべきか。

痛い目にあわないで治したいのなら、時間が許す限りそんな方法があるものかリサーチをするのもいいだろう。万が一信頼し得るなんらかの方法を見つけたら幸いである。放っておいてそのままにしておきたい場合は、そのままにしておいた場合どうなるかよく聞いてから決断したほうがいい。死んでしまってからでは困るだろう。

痛くても我慢して医者に従って治したいのなら、さっさとそうするよう努力したほうがいい。この場合、なるべく朗《ほが》らかに果敢《かかん》に挑むことだ。あれこれ暗い想像にふけるのはよろしくない。

巷にあふれる手術・闘病体験談のおかげで、どんな手術でも治療でも素人が想像するのが容易になった。治療や手術の実態をつかみやすくなった反面、リアルに迫りすぎるという弊害も出てきた。けれど、どうせ痛いのなら実際に痛いときだけ苦しむのが得ではないかと思う。最初に不安がって苦しもうが、楽天的に過ごしていようが、治療や手術で痛い時間はそう変わらない。

想像力は人間に与えられた素晴らしい能力である。それを悪いほうに駆使して自分をいじめるのは決して得ではない。

病気自慢は大いにするべし

若い女性は健康であることをいやがる珍しい人種である。はちきれんばかりの健康や、カゼひとつ引かないからだを天から与えられていても、恥ずかしいもののように隠しておきたがる。反対に「貧血」や「低血圧」は人気があり、我も我もと症状を自慢する。そして「からだが弱いから」というセリフに憧《あこが》れを抱くという、まさに理解しがたい思考回路を持っている。

病弱には「痩せた」「色の白い」「美少女」などのイメージがあるせいだろうか。いやは や本物の病人からすると噴飯《ふんぱん》ものであろう。

一方、異常なほど病気の自慢をしたがる中年というのもいる。この場合、病気が重かったほど偉いという暗黙の了解があって、それによって勝負が決まる。

「私なんか大病をして三回も腹を切りました。戦後すぐ盲腸から腹膜炎になりましてね、家族の者もダメだと思って葬式の手配してたら、奇蹟的に助かって……。十年前には胆石をやって、これくらいの石がゴロゴロお腹から出てきてビックリしましたよ。その石は今でも神棚にとってあります。今度お見せしましょう。それがあなた、去年は胃がんだなんて言われて、見てくださいよ、この傷。胸のすぐ下からずうっと三〇センチも傷が残ってるんですよ。いやいや生きているだけで幸運だと思わにゃ」

たしかに幸運である。

会社の管理職ぐらいの年齢になると、パーティなどではもっぱら高血圧と糖尿病の症状のくらべ合いで盛り上がる。最高血圧がいくつだとか、血糖値がいくつだとか、自慢の療養法なども嬉々《きき》として披露し合う。決まって酒は止められていて、ウーロン茶などをもって話しているのが、ほほえましいといえばほほえましい。

こうした病気自慢は、健康法としてそこそこ効果があるから、どんどんしたほうがいい。ただし、若い女性の「低血圧」で朝寝坊を正当化するのは別の話。それ以外なら病気になって悲観して自宅に閉じこもるより、得々と人に症状を話したり、病気になったことによるトラブルを話すだけで、かなりストレス解消になる。また、聞いている人から力づけられて元気も出る。

自分の病気を人に話すことによって、病気との距離があき、客観視することもできる。

それは一種の〝ゆとり〟である。病気になってからゆとりを持てるようなら、闘う気力も湧《わ》き出す余地があるというものだ。

ただ二つ、性病と痔《じ》ばかりはまな板にあげづらいから、こうした病気にかかった人は吹《ふい》聴《ちょう》できなくて気の毒だ。いっそあからさまにサバサバと「たった一度のあやまちでエイズになっちゃったよ。なんだか微熱が続いてからだがだるくてさ。変だと思ったら……。まいったよ」ぐらいにまでなれば、相当免疫力も働くと思うのだが……。

実際、エイズは感染経路がはっきりしている分、カゼより人にうつす確率が低いので、聞き手は安心していい。エイズとなるきっかけとして考えられるあやまちは誰にでもあり得ることだから、そう恥じることもないのだが、わが国ではいまだに偏見が強くて可哀相すぎる。血液製剤による感染ならなおさらのこと。痔にしたって日本人の四割強は痔に悩んでいるというから、話し出したら同病の士がたくさん見つかってよい薬の情報も手に入るだろうに。

どんな病名にしろ、病気はあっけらかんと語られていい。病人もそのほうが暗くならないし、不安で当然なのだから、その不安を人に話して受け止めてもらえば気も軽くなるというものだ。

ただし、この場合聞く側の対応が案外難しい。

同情して泣いてもいけないし、笑って聞くわけにもいかない。誠実に聞き、相手ががっくりしないように心を配る必要がある。そういう聞き手がいて初めて、病気自慢を心ゆくまでできるからである。

自慢をしたいがために無理に病気になったり、悪化させる人間もいないだろうが、いざ病気になったら自慢できるくらい客観的に楽観的に、あたかも他人事のように自分の病気とつきあってやろう。

また病気自慢の人間と出会ったら、回復に一役買うつもりで、どんなにつまらない話でも聞いてやりたいものだ。

正岡子規《まさおかしき》と『病牀六尺《びょうしょうろくしゃく》』に学ぶ闘病術

正岡子規といえば明治時代の歌人、俳人としてあまりにも有名であるが、天は彼に芸術家としての才能のほかに病多きからだを与えた。病弱という言葉ではすまないほど、くまなく病に侵されたからだであった。

正岡子規は、日清戦争のとき従軍記者として中国へ渡り、帰国する船の上で発病する。その頃まだ二八歳。死病であった結核にかかったことが判明し、療養のあと一時小康状態を得るも、次第に全身カリエスにむしばまれてしまう。骨は次第に溶け崩れ、からだ中いたるところから膿《うみ》が出た。末期には、包帯を取り替えるたびに、膿と一緒に皮が剝《は》がれ、からだはただれきり、身動きすら取れぬほど常に痛みに苛《さいな》まれていたという。

彼がその痛みから解放されるのは、実に発病から七年目。死によってやっと安らかな眠りが彼にもたらされた。

子規は、その苦しみの間に俳句や短歌を作り続けるが、その傍《かたわ》ら『墨汁一滴』『仰臥漫《ぎょうが》録』『病牀六尺』といった随筆をも完成させる。

これらの作品の中には、病気の苦しさの描写がしばしば現れる。あまりの苦しさにしばしば自殺を考える。枕元に置いてある原稿用紙に穴をあけるための千枚通しで胸をつこうか、小刀で咽喉《のど》を掻《か》き切ろうかと。

しかし、この三作を読んだあと感じる驚きは、病気と闘った闘志だけでなく、痛みの間々に自由闊達《かったつ》にこの世のあれこれを書き記したことにある。

子規の心は、動けないからだを離れ、全宇宙を軽々と飛び回り、ふと目に留めたさまざまなことに思いを巡らせる。

試験におけるカンニングに関する感想を述べたり、武田信玄《たけだしんげん》と上杉謙信《うえすぎけんしん》のどちらが好きかということについてツラツラ書いてみたり、天気予報は三日後の天気まで知らせるべきだと要望したり、釣りの技法を論じたり、日本の行く末を案じたり、どうして男より女のほうがイモやカボチャを好むのだろうと悩んだりする。まさに天衣無縫《てんいむほう》である。

子規が、もしもこうして書くことに喜びを見出さず、なにも熱中するものがなかったら、彼の晩年はどんなにかつらく、惨《みじ》めなものであったろうと思う。世を写し、花を写し、人の心を写すといった仕事は、痛みに苦しんでいる子規にとって、どれほどの救いとなったか計り知れない。病気は子規の心までむしばむことはできなかったのである。

どんな病気になっても子規のごとく創作せよ、といわれてもなかなかできないことであるが、子規の生き方から多少なりとも学ぶことぐらいはできるのではないかと思っている。なにかからだに不都合があって、痛みや不快感に苦しめられても、心まで恐れや悲しみ一色に塗り込めてしまわぬよう努力するぐらいのことは……。病気であることの不運ばかりを考えて生きるとすれば、まるで病気に心身とも仕えている形になる。けれども、病気こそ望まれもしないのに余所《よそ》からきた厄介者なのであるから、なにも全身全霊つぎ込んでおつきあいしなくてもいい。それよりも、からだがしばし動かなければ、思う存分心を自由に遊ばせて、生を彩《いろど》ってこそ生きているということなのではないか。

子規がもしも創作をしなかったら、彼の人生はもっと短かったのだろうか。あるいは、創作をするというエネルギーに満ちていたから、重い病気が彼の命をなかなか奪うことができなかったのだろうか。そうしたことには、もはやなにもいうことはできない。だが、子規は書きかけのすべての書を、最後は口述筆記という手段をとりながら、すべて終えてから、永眠している。

子規の書かなければいけない、書きたいという気持ちが彼の寿命を延ばし、彼の気持ちを励まし続けたのだと思わずにはいられない。

子規にとっての書くことに等しいなにかを、あなたも見つけることが肝要である。

病気のためにふさぎ込み、病気のことだけを考えていては、人は病気に負け続けてしまう。けれども、心だけは病気に明け渡さず、なにものにも煩《わずら》わされず、なにかに熱中することができれば、人生はいつまでもあなたのものであり、心もからだもあなたに味方しようと頑張り続けられるはずである。

子規は「ベースボール」を「野球」と訳したパイオニアである。私は子規は本来ユーモア精神の持ち主だったことを重視したい。旧制一高の同級生全員を綿密に「分析」した書きものが、松山《まつやま》の子規記念博物館に展示してあるが、その項目の中に「色欲」という一項がある。これはたいへんなユーモアだと思う。松山に行く機会があったらぜひここを訪れてほしいものだ。

入院生活を楽しもうと思う心が、すでに病気に勝っている

入院というのは、それほど楽しいものではないだろう。

第一、食事の時間から、寝る時間、起きる時間、体温を計る時間、検査の時間とすべて管理されている。しかも、周りは病人ばかり。優しい看護婦さんの微笑《ほほえ》みだけが楽しみな患者さんも多いことだろう。私も自分の体験から入院生活がいかに「忙しい」ものであるかを実感した。

けれども、入院しているのは入院しなければならないからであり、つまらなく過ごしても面白がっても、何日かは病院のベッドにいなくてはならない。それなら面白がっているほうがはるかに得ではないか。

ある病院に入院していた女性は、深刻な病気にかかっていたものの、医者が驚くほど病院生活をエンジョイしていた。たまたまその病院に知人がいたために聞いた話だが、「せっかく病気になったのだから闘病記を書いて本を出そう」と思いついたのだとか。

なるほど本屋に行けば、がんはもちろんのこと、腰痛、糖尿病、痔といった病気にいたるまで、さまざまな〝元〟患者が闘病記を出版していることに気がつく。転んでもただでは起きない、という神経が頼もしい。

その女性は検査のたびに写真をとり、記録をつけ、ほかの入院患者の話を聞き、食事のメニューまで細かく記し、薬の成分や効能について医者を質問攻めにし、看護婦にインタビューをするというまことに忙しい入院生活を送ったそうである。そして、二か月後に資料を山ほど抱えて意気揚々《いきようよう》と退院していった。

入院という非日常生活を、好奇心を持ってやり遂げたというのは評価されるべきであろう。

反対に入院してがっくりきてしまう人も大勢いる。このタイプには、ふだん健康で、今まで病気知らずだったという人が多い。

知人に、目の調子がおかしいので病院に行ったところ脳梗塞と診断され、急遽《きゆうきよ》入院した男性がいる。生粋《きつすい》の江戸っ子である彼は、「病院なんて辛気臭《しんきくさ》いところは嫌いだ」と言うのが口癖で、六十歳になるまで滅多に医者にかかったことがなかった。ところが、いきなり入院である。がっくりきた。しかも、聞き慣れない「脳梗塞」という病気に恐れをなし、自分は死ぬのではないかと決めてかかってしまった。

脳梗塞そのものは、入院後悪くなった様子はなかった。ところがおかしなことに入院二日目から急速に意識があいまいになり、うわ言を言い出して大いに家人を慌てさせた。そして二週間も意識の混濁が続き、医者は首をひねった。

その後、無事意識を取り戻し、退院して家業に復帰しているが、この例ほど心とからだの関係が明らかなサンプルはないだろう。

もうひとつの悪い例は、仕事のこと家庭のことが気がかりで、おちおち病人でいられないタイプである。病院にいなければいけないのだからしかたがない、と割り切れないのは困ったものである。

検査の合間に電話に飛びつき、書類をめくり、人を呼び、「あれはどうなっているか」と心配に明け暮れる。これでは、病気はよくならない。いや、からだが治りたくても治れないのである。

いくら重要な立場にいて、あなたがいないことで大勢の人が困るとしても、現在の問題は自分の命である。心身の休養をとらなければならないときに、イライラと落ち着かず、治療に専念できないとしたら、からだも治るための努力ができない。

からだのことは医者にまかせておけばいい、頭と心はこちらで使うというわけにはいかないのである。あくまでも、主体は心身ともに本人なのだから。

入院生活者のスタイルもさまざまであるが、たったひとつ言えることは、笑って過ごすほうがからだにいい、ということである。十日の入院なら十日間、一か月の入院なら一か月。からだのために笑って過ごすか、それともがっくりしたり、イライラしたりして、心身とも不調でいるか。どちらを選ぶかはあなた次第である。

患者が診断書によって会社を休むことに決まったとき、私が必ず言う言葉は――「本当に休養してくださいよ」――。

せっかくの休みなのに、自宅で会社のことをあれこれ考え、心労して、真の休養をとらない人がたくさんいるからである。

「色気」のある患者は治りが早い

「老いてますますさかん」という。なにがさかんかは言うまでもないだろう。

芸術家や芸能人といった感覚的な仕事に従事している人には、「老いてますますさかん」な方が多い。新聞や雑誌などでそうした話を聞くたびに、艶聞《えんぶん》を広めるといったことに疎《うと》いまま年を取ってしまったことが残念に思われる。

うらやましいのは、そうした方々の肌の色つやのいいことである。やはり、ツヤツヤと色つやよく元気だからこそ、色っぽい話にもなるのだろう。そして、色っぽい話があるからこそさらにツヤツヤと元気でいられる。

恋をしてその恋が実っている頃のことを思い出してみたい。女性なら「きれいになったね」と言われるだろうし、男性なら「最近のってるね」なんて掛け声をかけられることがあっただろう。

それは、恋をするという気持ちが、からだ中にしみわたった結果、肌を美しくしたり、目を輝かせたりするホルモンの分泌を促進したからにほかならない。

恋する相手を知りたいという好奇心、これからの二人の将来を思い描くバラ色の夢、よりかっこよくありたいという向上心、二人でいるときの満足感、幸福感……、とざっと並べただけでも恋愛はからだにいいホルモンをどんどん出す条件に満ちている。おかげで血の巡りまでよくなることがわかっている。

こうした刺激もストレスの一種である。つまりは、人間の感情をわずかでも揺さぶるような出来事はすべてストレスというわけであるが、こうしたプラスのストレスは、人間を若返らせ、元気にさせる妙薬となる。

この薬を使わない手はない。

ただ、ある程度年齢がいくと周囲が「老いらくの恋」を認めない傾向が日本にはある。年齢ということだけでその人の恋愛の自由を奪うことは、その人のからだの健康まで奪ってしまうことになる。

人間、色気のあるほうが病気になりにくい。積極的な姿勢が、病気につけ入るスキを与えないのであろう。そのことを周囲は認めるべきである。

また患者本人も、ここはひとつ、せっせと恋愛感情にひたっていただきたい。恋多きほうが、もしくは「色気」のある人のほうが、病気にかかっても治りが早いのだから。

どこの病院でも一人くらいは、看護婦を好きになってしまう患者がいる。それも若い看護婦ほど好きという傾向がある。そういう患者は、看護婦からも結構好かれることが多いが、度が過ぎると嫌われてしまうこともある。彼らは生きる意欲に燃えていて、入院したその日から看護婦に「退院したら食事にでも行きましょう」などと言っている。楽観的である。患者に必要な二つのこと、「生きる意欲」と「楽観主義」を持って入院しているのである。

これは見習っていいことではないだろうか。ゲーテやピカソ、リストといった大芸術家の例にならって「老いてますますさかん」な艶福家を目指してはどうだろうか。からだいっぱいに生きる息吹《いぶき》を行き渡らせることだ。

ただし、気持ちは自由に、行動は常識的に、だ。あまり非常識な人間は困りものである。言うまでもないか。

医者を信用する努力をすれば治りも早い

気苦労の多い人は、傍《はた》から見ていても気の毒だ。せっかく入院して医者と看護婦が手の届くところにいても心安らかならず、また新たな気苦労の種を背負いこむ。たとえば、医者に対する不信感である。

ただし、なんでもかんでも信頼しなくてはいけないというのでもない。日本の医療事情にも問題はある。

患者が自分の受ける治療や、飲まなければいけないとされている薬に関しての情報を、十分に与えられないところがある。勇気を出して医者に聞こうとしても忙しげにさっさと立ち去られたり、面倒くさがられたりするので、とても質問できないという話をよく耳にする。そうした医者は不信感を持たれてもしかたがない。

患者の権利として、治療方針、スケジュール、薬の種類、副作用などに関して詳しい説明を求めてもよいし、もちろん、それは与えられるべきである。

そのうえで、患者がすべきことは医者を信頼することだ。信頼も薬のひとつだからである。

有名な話がある。時は、ロシアのロマノフ王朝末期にさかのぼる。

一九世紀のイギリスのビクトリア女王は血友病の遺伝子を持っていた。その頃、ヨーロッパでは王族同士の結婚がさかんに行なわれていたので、ビクトリア女王の血友病の遺伝子はその後、ヨーロッパ中の王家にばらまかれてしまうこととなる。その一人がロマノフ王朝最後の王子アレクセイであった。

血友病という病気は、血を固める因子がないために、ちょっとした出血でも命とりになりかねないかなり手ごわい病気である。原因は、遺伝子の中にそうした働きを司る因子がないため、とはっきりしているが、それにもかかわらず非常に精神的なものに左右される病気でもある。

たとえば、「これは最新のとてもよく効く薬です」と患者にひとつまみの砂糖を与えても、一時的に出血が止まることがあると報告されている。

さて、アレクセイにとってひとつまみの砂糖に代わるものは怪僧ラスプーチンであった。怪僧ラスプーチンはきわめてカリスマ性に富む人物であったと史実にあるが、かの人物が祈りを捧げると、アレクセイの出血がぴたりと止まったというのである。

怪僧ラスプーチンは、アレクセイの母君アレクサンドラ女王がたいへんな信頼を寄せていた人物であり、アレクセイにとってもただひとつの頼みの綱だったにちがいない。そして、その信頼感は血友病の出血を止めるほどの力があった。

この話は、実に示唆《しさ》に富んでいる。近代になっても、権威ある医学情報誌などには、アメリカの最新治療で治らなかった難病のフィリピン女性が、故郷に帰って祈禱師《きとうし》の治療で完治したなどという話も報告されている。

つまり、信頼は治るという希望につながり、自己免疫力を高め、結果として患者のからだを病気から回復させる力があるのだ。

信頼できる医者を見つけることはたしかにたいへんな手間であろう。病院は星の数ほどあれど、自分のすべてをゆだねておまかせするという段になれば、自然医者を選ぶ目も厳しくなるだろう。

親身になってくれる医者に巡り会って、安心して治療を受けられるのが一番。どうしても気に入る医者が見つからないという場合には、腹を決めて「ここで入院することになったのだから、信頼するしかない」と〝信頼〟の一言にかけるしかない。疑い深く悩み多き患者には、開き直りもまた薬のひとつである。

どちらにせよ、医者にかかるしかないのなら、よく効いて副作用もない「信頼」という薬を自ら処方したほうがよい。

第5章 「心」のやすらぎは「からだ」に問え、「からだ」の活力は「心」に問え

心身一体を忘れない生活

スポーツは養生であるという東洋的な考え方

スポーツの話をしたい。ここでも東洋と西洋の融合が大きなテーマとなる。

スポーツがイメージするものも、やはり西洋に偏《かたよ》っているように思う。「スポーツ＝勝負」という認識である。

記録更新、メダル獲得といったことがなにより大きな意味を占めてしまっている。「私はスポーツが嫌いです」と言う人は、決まって小学生の頃から学生時代を通じてビリばかりとって、周囲から「ニブイ」と言われた経験を持っている。勝たなければ認められない。そこで、勝てないスポーツは嫌いだ、ということになってしまったのだろう。

どうしてこんなことになったのかというと、柔軟で強靭《きょうじん》な筋肉や反射神経だけがスポーツでは重要であり、心はといえば「勝つために必要な冷静で図太い神経」だけが求められるようになってしまったからである。

スポーツの一大祭典、オリンピックがそうではないか。スポーツマンシップやフェアプレイといったことが熱心に語られるわりには、内情はメダル獲得競争、薬物チェックによるトラブルと、どうも結果だけにしのぎを削るようになってしまった感、なきにしもあらずだ。

金メダルを取ればその後の生活が豊かになる、国の期待を裏切ってはいけない、と数々の理由はあるだろうが、そのために筋肉増強剤を使うのだとすれば心寒くなるではないか。超人たちが繰り広げる人間の果てしない可能性に驚き感動するといった趣旨は、いつか跡形もなく消えてしまうのではないかと、不安になってしまう。

一方、東洋の各地には「養生としての運動」という意識が今も残っている。代表的な例が太極拳《たいきよくけん》であろう。中国へ行って朝早く公園へ散歩に行けば、大勢の老若男女がゆっくりと思い思いの型で太極拳を舞っているのを見ることができる。呼吸を整え、からだを丈夫にし、気を充実させる運動であり、しかも決してからだに負担をかけない。老いたら老いたなりに、若くても決して焦らずにゆったりと動き続ける。

必ずしも太極拳を選ばなくても、太極拳のいいところはいくらでも応用ができる。すなわち、気を整え、自律神経の働きを正常に保ち、からだに負担をかけないでからだを鍛えるといった部分である。太極拳にとっての重要な要素は「気」であり、そのためにはからだと心は渾身一体《こんしんいったい》となって「和」を目指さなければならない。こうした考え方はどんどん取り入れたい。

私のすすめるスポーツは、あくまでも「養生としてのスポーツ」である。鍛える相手は「自分」であり、競う相手も「自分」である。勝負が介入してくると新たなストレスを生むし、勝つためにからだを損ねるほどの運動をしては、心とからだの健康にはほど遠い。ただし、全然勝ち負けがないのも励みにならないし、楽しさも少ないだろうから、勝っても負けても笑って終わるぐらいのものなら試合もいいだろう。

一番大切なのは、からだと心の両方を鍛えるためにこそ、スポーツをするということである。

しかし残念ながら、スポーツをするだけでは健康を得ることはできないとも言っておかなければならない。何度も言っているように、生活全般のバランスが重要である。メチャクチャな生活をして、その合間にスポーツをするというのでは、決して効果は期待できない。「養生としてのスポーツ」を考えるとき、「養生としての生活」を同時に考えたいものである。

自分を限界まで追い込むと、あるときから居直ることができる

人間はもろいものである一方、強いものでもある。

しかし、自分の中のもろさばかりを知っていて、自分がどれほど強い人間か知らない人が多い。

「もうダメだ」と思っても、実際はダメでないことが多いのだが、それに気づかずに物事を投げてしまうのはなんとももったいないことである。

自分の限界がどこにあるのか、あなたは知っているだろうか。決して安易に限界の線を引かないでもらいたい。

人は自分の心の限界を知らないのと同じように、からだの限界も知らないまま過ごしている。そして勝手に「もう体力の限界だ」と決めて、そこで諦めてしまう。

自分ができるギリギリの線まで自分を追い込むことは、日常生活ではきわめて難しい。

特に現代では、からだをいかに甘やかすかということに生活の焦点が注がれているよう

だ。車、エレベーター、電車……、どれもからだを楽にさせるために作られた。そして、自分の能力を知らないままからだを腐らせているのが現実である。

自分の心の弱さに悩む人、ストレスに打ちひしがれている人は、まず自分のからだに聞くことである。自分は本当にこんなに弱いのか。心とからだが表裏一体ならば、自分の心の弱さをからだが助けてくれないのか。もしかしたら自分のからだには心を助ける力があるのに、自分がそれに気づいていないだけではないか、と。

自分が本当に自分が思っている通りの人間かどうかは、運動をしてたしかめてみるといい。日頃怠けていたからだには、ちょっとの運動でもかなりの負担である。でも、頭がもうダメだと思ったときに、もう一回チャレンジしてみることだ。そのリクエストにからだは答えられるものなのである。

カルチャースクールで水泳を始めたとする。コーチはプールの縁《ふち》につかまってバタ足をするように指導するだろう。バタ足だけでも相当へたばって、スクールでなければ、すぐプールからあがって引っくり返るところを、次はビート板を持ってバタ足で端から端まで行ってくださいなどと言われる。そうすると、自分に鞭《むち》打ってなんとかやり遂げる。そのときすでに自分が引いていた限界の線が、本当の限界のはるか手前にあったことに気がつくだろう。

テニスだっていい。最初は素振りを一〇回もやれば腕が痛くてもう上げられないような気がする。けれどもコーチはあと三〇回とリクエストする。すると、からだは言われたことを消化できる力をあなたに見せつけるはずである。

人間の基礎体力をよく理解しているコーチについて運動を始めることは、非常に大切である。なぜなら、今まで運動などしてこなかった人は自分の体力については勝手な憶測しか持っていないからである。そうして、運動を繰り返すうち、みるみる自分のからだの可能性に目覚めていくことになるだろう。限界はいつも自分がダメだと思うずっと先にあることがわかり始める。そしてあなたは気づくのである。心の場合も同じだと。

運動を通じて、「もうダメだ」と思うこと、けれどもそれからも結構体力が続くことを発見する。それを繰り返すといい。自分の果てしない可能性に気づくには、一回の経験では足りない。何度も何度も繰り返し、何度も何度も乗り越えることによって本当の自信が身についていく。

そしていつしか自分の限界を勝手につけるクセをやめたとき、考え方は大きく変わるだろう。なにか問題がふりかかって絶望しかかったときも「これで絶望するのはまだ早いかもしれない。心だってきっと自分が思うよりタフなんだ」と思い返せるにちがいない。

ギリギリに追い詰められる、という表現はよく使われるが、なかなかギリギリまでは行き着けない奥の深さを心もからだも持っている。それに気づくきっかけが必要なだけである。

からだの変化は心の変化を誘う

海外、主にアメリカやヨーロッパから帰ると、日本人がほっそりとしていることに気づく。日本人には肥満という言葉は無縁なのではないかと思えるほどだ。日本人がどんなに太っても、欧米人の肥満には到底かなうべくもない。かろうじて相撲取りが匹敵《ひってき》できるくらいである。

反対に中国や東南アジアへ旅行して帰ってくると、同じアジア人の中では日本人のスタイルが一番悪いと思ったりもする。東南アジアの人たちのほうがより肥満が少なく、足が長いような気がする。特にタイやマレーシアの人々は、顔も小さくバランスがいいようだ。

私は幸いにして男であるためか、人とひきくらべて容姿のことを考えるといっても、この程度であるが、女性の場合はたいへんである。顔という非常に面積の小さい部分の造作に関して悩み抜くかと思えば、胸だお尻だ脚の形だと大騒ぎをする。

そうした風潮からか、「就職美容整形」がはやっていると聞く。なんでも二重まぶたのぱっちりした目でないと就職率が悪い、という不気味な信念があるらしい。男性まで二重まぶたのぱっちりした目に整形するというのだから、なんともはや、時代が変われば変わるものだ。

まぶたを二重にしただけで、人事担当が「うん、この人ならよく働いてくれそうだ」と思うはずもないから、要は本人の自信の持ち方の問題だろう。

二重まぶたで目がぱっちりすると、長年の細目コンプレックスが解消され、別の自分になったような錯覚を覚える。すると、なんでもできるような気分になり、人も自分を認めてくれるはずだと楽観的になる。そうした心の変化が自信にあふれた態度となり、面接でも好印象を与え、結果的に就職率がよくなるといったサイクルを生み出しているのだろう。

カルチャースクールでヨガやエアロビクス、ジャズダンス、気功、水泳などの教室に人気が集まるのも、この外見コンプレックスを少しでも解消しようという人が多いのが一因である。

日本人は全体的にほっそりとしているため、ほんの少し肉がついていても「太った」と思い込みやすい。

そして、太ったら最後、仕事も恋愛もうまくいかなくなると思い込み、贅肉《ぜいにく》を削ぎ落とすために躍起となる。苦労の甲斐あって、ほっそりするとなぜか顔のあたりも美人になったような気になる。

へなへなの男性が、ジムに通って筋肉をつけると、ものごしに自信がつくのと同じだ。いかに外見の変化が心理状態に変化を及ぼすかは、こうしたことからも明らかである。ならば、もっとも変えやすいからだのコンプレックスを取り払うのは、心の健康にたいへんいいわけで、さっさと実行するに限る。

そんなわけでジムやプールに通って運動を始めると、運動そのものに魅せられることがある。

運動そのものというよりも、自分のからだの力に目覚めるとでも言おうか。運動することによってこんなにからだが柔らかくなった、こんなに長いこと泳げるようになったと、数々の驚きは、自分への再認識となる。

そのうちからだを鍛えることが楽しくなり、生活の中に運動が定着する。その習慣をずっと持ち続けることができるなら、なにより健康にいい。しかも、〝からだコンプレックス〟からも解放される。

自分のからだを自分が愛せる状態に保つことが大切である。自分のからだを本当に愛せる人は、心も愛せるにちがいないからだ。

歩くことは頭とからだのためになる

ふと考えてみれば、ここ何年もからだを動かしていない、なんてことはないだろうか。一所懸命働いて、毎日クタクタなんだから運動は不要だ、と言ってはいけない。クタクタになるほど働いても、デスクワークの場合、疲れるのはもっぱら視神経とか脳の神経のほうであって、エネルギー代謝率は情けなくなるほど少ないものである。これは一家の主婦であっても同様だ。買い物をしたり、片づけものをしたりと、からだを実際に動かす仕事が多いので、OLやサラリーマンよりは多少マシであろうが、ちょっとでも怠けていればエネルギーの代謝はいたって少なくなってしまう。

こんなに疲れているのに、運動不足だなんて割りが合わないと思われるかもしれないが、事実である。実際、肩凝《こ》りで整形外科を訪れる患者の中には、背中の筋肉が衰えていて、からだをしゃんとしていられないばかりか、前に曲がっているために余計凝りがひどくなっているケースが多いという。老人の話ではない。若いサラリーマンであるとか、赤ちゃんを育てている若い主婦からしてそうなのだ。

つまり、運動の域までからだを動かすことは、よほど意識しないとできそうもないということである。

知り合いの精神科医に歩くことが趣味の女性がいる。きわめてまじめなタイプなので、一日中患者の話を聞くと、全部自分の中に抱え込んでしまい、患者を励ます一方で自分はどうしようもなく落ち込むという。精神科の医師でも、心の悩みがないわけではない。どちらかというと悩みも人一倍多いものだ。

彼女は、帰宅するときに、そのときの落ち込み加減によって、電車の区間で一駅から三駅も歩くのだという。「歩いていると難しいことを考えるのは難しい」からだそうだ。落ち込みの激しいときほど規則正しい早足で歩くといい。早足で歩くのは結構疲れるし、歩くことに没頭しているうちに、からだ中にまとわりつくようだった悩みや問題が振り落とされてスッキリするのだ。汗ばむほど歩けば、疲れて夜寝るのも早いという。

聞いていて、なるほどお金もかからないし、一日が終わると同時に、その日の心の垢《あか》を振り落としてさっぱりするのはいい考えだと感心した。精神科医がやっていて成果があると断言しているぐらいだから、説得力がある。

電車で三駅間、結構長いが、せっせとリズミカルに歩く。一日のいやな出来事がからだから振り落とされること間違いなしだ。

歩いて汗を流すのは、ほかにもいい点がある。精神の安定に欠かせないカルシウムが足腰に定着し、足腰を若く保つことができるのである。カルシウムの定着に話を限れば、太陽の出ている時間に歩けばなおさらいい。ビタミンＤが作られやすいので、ますますカルシウムの定着が促進される。

また、立つ、歩くといった行為に関係している背中の筋肉は、頭と密接な関係がある。年老いてから転ぶといけないというが、その理由をご存じだろうか。単に足を折ると治りにくいという話ではない。寝たままでいると、頭を支えている筋肉の機能が衰えてしまい、頭がボケやすくなってしまうのだ。意識しないで使っている筋肉とからだの機能が、どうやら頭の働きにも関係しているらしい。

そのため、立つ、歩く、階段を昇り降りするといったことが頭の老化を防ぐのである。手の指、足などからだの端を動かすと頭が冴《さ》えるというのは、いかにもからだの各器官が助け合っていて、いい。足腰を丈夫にし、頭のボケを防ぎ、ストレスを発散させ、安眠を約束するのだから、横になったまま羊を数えるくらいなら上着をはおって外に歩きに行くほうがいい。

歩くことにルールはいらない。ただし、距離はある程度かせがないと運動にならない。一般論として一分間に九〇歩ぐらいの歩行をすすめたい。

集団でやる競技は、心の苦しみを取り除く

学校を卒業して「体育」という時間を失うと、とたんに集団競技をする機会が少なくなる。まるっきりなくなってしまうと言ってもいいだろう。

テニスにしろゴルフにしろ、大人が好んで行なうスポーツは、思いついたときにできる個人競技に限られるからである。機会があれば逃さず集団競技に参加したいものだ。

会社の仕事はそれ自体が集団競技であるから、仕事を離れてまで人と一緒になにかやるのは御免だ、という人はひとつ考えてもらいたい。人と一緒にやるのはもう御免だ、というのはすでにしていることがいやなことだということを意味している。そんないやな思いをすることを集団競技と呼ぶのは間違っている。

会社の仕事はチームワークでやっているものの、自分の力がどれだけ生きているのか、連帯したことでどんな成果が上がっているのか見えにくい。また、出世競争とか足の引っ張り合い、責任転嫁といった個人プレーが複雑に混じり合うこともいやな原因のひとつで

あろう。目的である利益の追求が一人ひとりにどれぐらい還元されているのかわからないという欠点も考えられる。

ここはひとつ会社を離れて、純粋に集団競技というものをイメージしてみたらどうか。信頼し合う仲間とのチームプレイ、同じ目標に向かっているという連帯感、一試合終わったあとの爽快感《そうかい》といったものを。コツコツと記録を上げていく個人競技にはない面白さがそこにある。

私の病院でも、野球やバレーボールといったスポーツを治療の一環に取り入れている。ただ単にからだを鍛えて心身を鍛練したから精神状態がよくなった、という以上のものがそこにはある。

うつ状態を訴える人は、人への信頼感を失っていることが多い。人と話すのがおっくうになり、それがより重症になるとドアのベルがなると家の奥へ逃げ込み、人の気配がなくなるまで潜《ひそ》んでいるといった行動をするようになる。人を避ける傾向が出てくる。そうなってしまった原因はいろいろだが、治療の初期に原因を根掘り葉掘り聞くことはあまりやらないほうがいい。

昔のセラピーでは、過去にさかのぼって幼児体験や憂うつになったきっかけを思い出すまま語ってもらい、分析を重ねたあとで、患者とディスカッションをするというのが一般的なやり方であった。けれども病が重い初期においては、憂うつになった原因をあれこれ思い出したり、話し合うことで、いっそう憂うつになる患者が多いことに精神科医が気づいたのである。だから、一通り話をしたあとは、忘れるよう努めさせる。そしてからだを動かし、まったく違った局面から人への信頼を取り戻す手法が取り上げられるようになった。症状がある程度軽くなってから精神分析的処置をとるほうがいいのだ。

人はいくつものことを同時にはできない。だから、いやだなという気持ちが浮かんできたら、大急ぎで別のことに没頭するといい。心をいつも健康に乾かしておくためにである。

さて、野球なりバレーボールなりは、いくら超人的技巧を誇る花形プレーヤーがいてもゲームはうまくいかない。打たれた球を拾ってくれる仲間や、必死で拾い上げたボールを打ち返す仲間の働きがなくては成立しない。

人への信頼感がなくても、ボールを投げ合い、一丸となって競技するうちに、否応《いやおう》なく人と協力する形になる。いやいや始めても、やっているうちにいつしかチームのリズムが生まれ、相手を出し抜いたりしているうちに、人は笑顔を取り戻し、ついでに健康も取り戻す。運動を通じてつかんだ人への信頼感は、日常生活にも少しずつ生きてきて、人と話すのが楽になる。人間への親しみも再び湧いてくる。

町内の草野球でも、ママさんバレーでも、社内のサッカーチームでも、機会があれば飛びついてみたい。いやな人間だと思う相手でも、スポーツとなれば別の顔を見せてくれる。そうすれば、新たな見方も生まれるだろう。人と協力してスポーツを楽しめるようになったとき、人は心の苦しみから解放されるのである。

武道を志《こころざ》し、心がたくましくなって「いじめ」を回避した子ども

いじめによる痛ましい事件が世間を騒がしている。なぜ、ふだんは聞き分けのいい子どもたちが、友達を死にいたらせるほどひどい目に合わせるのか。

今、アメリカでは子どもを学校に行かせない親が増えているという。学校で麻薬を覚えたり、殺されたりするくらいなら、安全な家庭で教育を受けさせたいという願いからのようだ。

そうした家庭では、朝決まった時間に子どもを起こし、通学服に着替えさせ、一室で両親が教師となって決まった時間勉強を教えるという。家庭教師を雇うこともある。先日も、ホームスクーラーの子どもが、ハーバード大学の医学部を首席で卒業したというニュースが、アメリカの雑誌に載《の》っていた。

これも一つの解決法であるが、学校という存在を無視するというのもわびしい考えである。大人になってももっとも懐かしく思う記憶のほとんどは、学校で作られたものであると

いうのに、その学校を奪われた子どもたちは大人になってからなにを思い出せばよいというのだろうか。生涯の友人をどこで作れというのか。

「いじめ」は、いじめるほうの心の健康が著《いちじる》しく損なわれている可能性がある。染色体異常などの理由でどうしても矯正《きょうせい》できない暴力傾向もあるが、多数を占めるのは治せる心の病である。

かつて、落ちこぼれといわれる子どもたちを集めてスパルタ教育をすることで知られた学校があった。「スパルタ」がすぎて死者を出してしまったために社会問題になったが、スポーツによる心の矯正という着眼点は正しいと思っている。

不登校の少年がいた。伏し目がちでおどおどとしていて、見るからにいじめっ子に狙われそうなタイプだった。その子の両親はある日、空手を習わせることにした、と言う。私は、少年がその厳しさに耐えられるか、途中で逃げ出すのではという危惧《きぐ》があったが、一応それはいい考えだと賛成し、成果を楽しみにしていた。

それから三年後、少年は別人のように変わっていた。

伸び盛りとはいえ、背もぐんと高くなり、からだもたくましくなり、なにより目をそらさずきちんと話ができるようになった。空手がその少年に向いていたのだろうし、指導者もよかったのであろう。少年は「暴力が怖くて、いやなことを言われても逃げてばっかりいた。けれど、自分の体力に自信がついたら、自然と誰からもいじめられないようになり、たとえなにか言われても気にならないようになった」と言った。

反撃をしようと思えばできるというゆとりが、かえっていじめっ子を無視する余裕になったのだという。少年は一年遅れで復学し、一年遅れていることも気にしていないと言っていた。

なるほど、大学に行く前に何年か寄り道をする人はたくさんいる。中学や高校で少々寄り道をしても、留学したとでも考えればいい。いわば〝心の留学〟である。

体力がない人間は、不登校に限らず、生活全般に臆病になりやすい。これをやったら疲れるだろう、ここで問題が起きたら面倒だから手を出さないに限る、と体力を消耗することから逃げ回る。人と争うよりも逃げるほうが楽だからだ。逃げられるうちはそれでもいいが、逃げられなくなったとき、それこそ行き場がなくなる。逃げることも処世術のひとつであるが、それはいくつもある選択肢から選べる場合にだけ選びたい。

からだと心を鍛えるときに武道を選ぶ利点のひとつは、腕に自信をつけられるということだろう。いざというときは、きちんと対決できる自信というものは、人間を冷静にする。厳しい練習に耐えるという過程で忍耐力も精神力も培《つちか》われる。からだを鍛える武道が心も鍛えるのだ。

いじめる側にも武道は有効である。

そういうタイプは力によって人の精神を自由に操《あやつ》り、相手に恐怖感を与えることによって、自分が偉くなったような錯覚に陥っている。けれど、武道によって本当の自信がついたなら、人との相対的な評価は必要なくなる。本物の強さを身につけた子どもは、弱いものいじめをしないものである。

もうひとつあげておきたい利点は、精神統一がしやすくなるということである。雑念を払い、精神を統一しないと武道は上達しない。言い換えるなら、上達した頃には雑念を払う技が身についているということになる。雑念を払うことは、なによりの心の健康法だということは言うまでもない。

ランナーズ・ハイは心を落ち着ける一種禅の境地である

ジョギングがさかんなアメリカでは、クリントン前大統領やカーター元大統領をはじめとして、「ジョギング中毒患者」が大勢いる。ジョギングをしないとイライラするというのが、その症状である。日本でも同様の症状を訴える人が出てきた。

なぜ、ジョギング中毒が起こるのかははっきりとわかっていない。決めたことを毎日きちんとやらないと気が済まない律儀《りちぎ》なタイプというわけでもないのに、憑《つ》かれたように雨の日も風の日も走り続けるのは、なにか特別にいいことがあるにちがいない。

一説によると、運動をすると脳の中に陶酔作用を持つエンドルフィンが作られるが、このエンドルフィンによる爽快感を、精神的、肉体的に求めるため、中毒症状を起こすのではないかというのである。

エンドルフィンは脳内麻薬的物質のひとつであり、モルヒネの二〇倍から三〇倍もの強い鎮静作用がある。脳の中で作られる物質のひとつである、このエンドルフィンが生産されて脳の中に行き渡ると、運動の苦痛感が薄れてうっとりとした心持ちになるらしい。

私は、うっとりとなるほどの運動は近年さすがに難しくなってきたので、実践して実感を書き記すということができなくて残念である。

エンドルフィンが脳に行き渡るためには、そこら辺をちょこっと走るぐらいでは足りない。苦しくて苦しくて、という息の下でも耐え抜いて運動をやり遂げるという闘志が必要なぐらい運動をしなくては、なかなかその域まで行き着けない。

〝ランナーズ・ハイ〟を経験した人は、「頭の中が澄みきって非常に清々《すがすが》しい気持ちになる」と語っている。その表現には修行を積んだあとの禅の境地と相通じるものがある。つまり頭の中の雑念が払われ、無となったときに達する心理状態である。

走り始めは、昨日あったいやなこと、今日のスケジュールなどいろいろなことが頭に去来するかもしれない。しかし、ひたすら走り続けるうちに、あれこれ考える余裕もなくなり、いつしか走るつらさとからだの重さ以外なにも感じられなくなる。そのうち、頭の中が澄み渡り、心身ともに無我の境地に達する瞬間がくる。そんな気持ちに再々なれるのなら、ジョギングはなんと魅力的な運動ではないか。

からだを鍛え、心を強くしようというときにジョギングは始めやすい手軽なスポーツだ。ただし、〝ランナーズ・ハイ〟を体感したくてやみくもに始めてはいけない。もしも始めようというのなら、徐々に運動量を増やしていかなくてはならない。最近のスポーツ生理学では、ジョギングに関してさまざまな実験を試みており、今までの通説を覆《くつがえ》すような事実も明らかになっている。

中でも驚くのが、運動をすると上がるはずの血圧が、人によってはぐんと下がってしまって、からだに負担をかけるということである。要注意人物は、ヘビースモーカーのデスクワーク従事者である。そういう人がいきなり無理なジョギングを始めると、ランナーズ・ハイどころか、いきなりポックリということもあるので、一日一日体調と相談しながらやらなければいけない。ジョギングの前後に血圧を測ればなおよい。

こうして注意深く始めていくうちに、ジョギングはあなたのからだを少しずつ少しずつ鍛えてくれる。また、心も少しずつ鍛えられていくだろう。

欠かさず運動をするという精神力、苦しくても頑張り通すという精神力、これは人生で困難な目に出合ったときに乗り切るための精神力となる。

からだを鍛えるということ自体が、精神力を鍛えることになり、心をずっと強くしてくれることになる。運動はからだのためでなく、弱くデリケートな心のためにこそするべきものである。

なお、人間高齢になったら「鍛える」必要はなく、現状を「維持する」くらいの気持ちで運動をするべきだろう。からだを動かすことを「楽しむ」という段階である。

海は心身を助ける万能の「薬」である

母なる海は万病の治療薬と言ってもいい。静かにおおらかに、病んだからだと心を癒《いや》してくれる。日本ではご存じの通り、虚弱体質、アトピー性皮膚炎、神経性疾患、喘息《ぜんそく》などにかかったときに、海の水と太陽がいい薬になると考えられている。海外でも同様である。フランス映画などで、憂うつになった主人公がかかりつけの精神科の医師にすすめられて、転地療法でカンヌやニースへ行ったりするのをご覧になったことがあるだろう。

映画の中に限らず、ヨーロッパやアメリカ、ロシアでは、ノイローゼやうつ病の転地療法で海へ行くことをすすめる医者は多い。旧ソ連では、労働のノルマを達成した「労働英雄」は黒海沿岸のソチやヤルタの保養施設に行くことができた。海が遠くにしかなければ、海に行くこと自体が贅沢《ぜいたく》な楽しみということになる。それにしてもわが国のように、海が近くにあることはなんと贅沢なことか。

とはいっても近年、オゾンホールが発見されてから、海辺に行って日焼けするということとは危険視され出した。

ただし、黄色人種には皮膚がんの発生が少ないことから、日本の小説やテレビドラマ、漫画などでは、健康な登場人物は真っ黒に日焼けしているという設定がいまだに多い。真っ白な肌で家で本ばかり読んでいる少年（少女）が、健康な主人公に憧れを抱き、いつしか共に外へ出る喜びを知り健康になっていくといったステレオタイプのストーリーをどこかで読んだことがあるはずだ。

それほど海で日焼けするのは基本的な健康法として認識されているのである。子どもたちを夏に海へ連れて行ってたっぷり日光に当てれば冬にカゼを引かない、と信じて夏休みを子どもと海で過ごす親がたくさんいるのもその現れである。

私も、海は万病の予防薬と信じている一人である。

ただし、オゾンホールによる悪影響は年々強くなるだろうから、ファッションのために躍起になって皮膚を焼くのには反対する。また、浜辺でうるさい音楽をかけながら、日がな一日横になって煙草《たばこ》を吸うというのでは不健康であり、周囲にも迷惑をかけることになる。せっかくなら、海で心とからだを清々しくリフレッシュする工夫が必要である。

まず、海そのものと対面することを忘れてはいけない。周りの女性や日焼けしたサーファーに目を奪われているばかりでは、海に来ている甲斐がない。大きな海原《うなばら》と対峙《たいじ》すれば、自分の心の中にわだかまっているトラブルがなんとも小さく感じられてくることだろう。

そして、海の波に耳を澄ませることだ。波の音が鎮静剤になることは日本人ならよくおわかりだろう。平穏な日の波の音は心を安らかにする揺らぎをもっている。地球の鼓動のように大きくゆったりと寄せては返し、苛立《いらだ》った心を静めてくれる。

さらに、自律神経によいとされている深呼吸をすれば、潮の香りが胸いっぱいに広がって心身のリラックスを促してくれる。オゾンをいっぱい含んだ空気に触れることは都会人にはなおさらいい薬となる。

また海に来て水に触れないという法はない。海は人間が太古の昔に住んでいた故郷である。海の水の中でホッとするのは、母親の胎内の羊水に浮かんでいたときの記憶をかすかに思い出すからだとも言われている。海の水につかっているだけでもいい運動になる。泳げなくても海の水はからだが浮くようになっているのだから、ぼんやりたゆたっているのもいい。

幸いにして現代では数々のマリンスポーツが考案されている。ヨットでもサーフボードでもウィンドサーフィンでもスキューバダイビングでもなんでもいい。せっかく健康道場のような海が四方にあるのだから、そこで運動をしてからだを鍛えるというチャンスを使わない手はない。

よくからだを動かしたあとは、波の音で心をなごませる。心が落ち着き、からだに精気がみなぎる。季節のよい間は、頻繁に行くに値する場所であろう。

自分で楽器を演奏することは心身の健康に役立つ

音楽、とりわけクラシック音楽には人の心を癒す効果のある曲が多く、うつ病の治療にも取り入れられることがある。モーツァルトやバッハは疲れた心を優しくなぐさめてくれるし、ベートーヴェンは力強く励ましてくれる。

こうした音楽はもっと気楽に楽しまれていいはずだが、どこで間違ったのか「クラシック音楽のファン」という言葉には、人を思わず尻込みさせる響きがある。

きっと堅苦しいコンサートで、しわぶきひとつできずに座らなければいけないという先入観が、多くの人を遠ざけてしまうのだろう。

でもまあ、この音楽というもの、聴くばかりが能ではない。演奏するのは数倍楽しい。しかもかなり体力を消耗する。からだを鍛え、心を鍛えたい気持ちは多々あるものの、運動はどうしてもダメだという人には楽器の演奏を代わりにしたら、とすすめているほどだ。運動の代わりにならない、と思う方は、腕をむきだしにして演奏しているピアニストなりヴァイオリニストなりをテレビでよく観察してほしい。

ある有名なピアニストの女性の二の腕は、たいへん美しく筋肉が発達したスポーツマンのようだ。間近で演奏を見ると、息も荒く、フォルテのところでは筋肉がぐっと盛り上がり、汗が飛び散るというすごさだった。優雅に見える演奏風景はあくまで遠くから見る限りのことらしい。曲はリストの難曲であったが、そこまでいくにはかなりの年月を覚悟しなければならない。けれど、素人にとってはどんな簡単な練習曲も大ピアニストにとってのリストより難しいし、筋肉痛を招くはずだ。

楽器を演奏するには譜面を読むことが不可欠になってくるが、譜面を読むこととその通りに演奏することとはかなりの違いがある。譜面を読んでも、からだはあなたの言うことを聞いてはくれない。

始めてみないと実感としてわかりづらいが、音楽を習うことは最初、かなりの苦痛を伴う。ピアノなら両手一緒に弾いてみることが、ヴァイオリンなら正しい音階を鳴らすことが、まるで難しい曲芸のように感じられるだろう。楽器の演奏は日々重ねなければならない。一日でも怠ければ、少し滑らかに動き始めた指がたちどころに錆《さ》びつき、昨日出せた音は失われてしまう。けれど、少しずつ少しずつ上達してゆけば、その先に待っているものはリストやパガニーニを演奏できる自分なのであると思えば、それなりのやり甲斐があるというものである。

こうした訓練の中で、集中力と忍耐力がつく。しかも自分の気がまぎれる趣味が身につくのだから素晴らしいことだ。「音楽は心に食べさせる最上の御馳走《ごちそう》である」と誰かが言っていた。楽器の練習も、もちろんそこに含まれると考えよう。

自分で演奏するようになると、聞く楽しみも奥行きを増す。演奏スタイルや曲の解釈などに興味が出て、今まで聞き流すだけであった音楽にさまざまな色合いが見えてくる。こうなると、本当に凝り出し、同じ交響曲でも指揮者の違うものを集めたり、好みのピアニストのアルバムを集めたりして、「音楽中毒症状」を表すこともある。

「中毒」になるのもいい。アルコールや薬物の中毒は決してあなたを本当に救いはしないけれど、音楽「中毒」は終生あなたの心の救いとなる。健《すこ》やかなるときも、病めるときも……である。

精神療法のひとつとして音楽の効果が注目されている

もしもあなたがのんびりとした気分のとき、香り高いお茶をすすりながら、お気に入りの一枚のレコード（現代ではCDか）をかけるタイプであるとすれば、憂うつな気分のときにも音楽が救いとなるであろう。

テレビやラジオのリクエストアワーには、必ずといっていいほど「大失恋したときに、毎日この曲を聴いていました」などという手紙が紹介される。面白いことに、失恋のときに聴いたという曲は暗い曲が多いようだ。惨《みじ》めな気分のときに暗い曲を聴いてどん底まで落ち込んで、思う存分（気分よく）泣いてサッパリするのもひとつの手であろう。もしくは、明るい元気な曲を聴いて「そうだ、頑張ろう」と自分を励ますという手もある。

最近、「これは使えそうだな」とひそかに思っているのは、思わずからだがリズムをとってしまうようなディスコ・ミュージックなどをかけて、みんなで踊ってしまうという方法である。からだを動かし、汗を流すことは精神的にもいいので、落ち込み解消にはわりと効き目があるのではないかと思っている。うるさい音楽が多いのはたしかだが、あれをかけていれば暗い気分でいるのは難しい。自然、暗い思考も継続しがたいと思うのだが、どんなものであろうか。

私の場合、仕事で無理が続いて疲れがたまったと感じるときは、無意識にディキシーランド・ジャズを選ぶ傾向があるようだ。若い頃から好きだったので、それぞれの曲に初めて聴いたときの思い出や、レコードを買った日の出来事などのさまざまな歴史が込められている。本場アメリカへわざわざ聞きに行ったときの旅の思い出も懐かしい。

それぞれの曲との出会いははるか昔のことであるから、いやな出来事さえありがたいことにすべては楽しい昔話に変わっている。聞き古したディキシーランド・ジャズの調べに乗って、いつしか心は昔のアルバムの中を楽しげに行き来するのである。そうこうするうちに、いやなこと、煩雑《はんざつ》な問題はどこかへ消えていってしまう。

これは、音楽好きであった効用である。音楽ひとつであらゆる思い出が生き生きと蘇《よみがえ》り、いやなことが忘れられるのだから。

しかも、この方法は心とからだのリラックス状態を作るのに、まことに都合がいい。

その証拠に、精神療法の中にも「音楽療法」というものがあり、音楽を聴かせたり、患者に実際に演奏してもらったりといったことで効果をあげている病院もある。アメリカでは、患者の好みや経験を詳しくリサーチし、治療目的に合わせて曲目を決定する「音楽療法士」も生まれている。

その人たちの研究によって、力の湧く曲というものがいくつかリストアップされているので、興味があれば試してみてはどうだろう。無難なところでは、クラシックのジャンルで、スメタナの交響詩『モルダウ』やリストの『愛の夢』などがある。

何年か前に行なわれた研究に、植物にハードロックとバッハを聴かせるというのがあった。バッハを聴かせているグループのほうが、成長が早かったようだ。日本でも、トマトにモーツァルトを聴かせて成長を促進させている実験農家も出現している。

音楽の効能は果てしないということか。

ボランティアはあなたの心とからだを健康にする

〝ビデオおたく〟は怖いといわれる。なぜ怖いか。それは少しも魂の浄化が行なわれない趣味だからであろう。

一室で動かずにチラチラ動く画面だけを食い入るように見る、というだけでも相当にからだに悪い。しかも、それがどぎついセックスだけを取り上げているビデオであったり、暴力だけを正面に打ち出したものである場合は、明らかに心にも悪い。

シュワルツェネッガーが悪者を倒すときスカッとしても、弱いものいじめのビデオを見ると憂うつになるものだ。ロマンチックな恋物語を映画で見れば主人公になりきって陶酔できても、セックスだけを繰り返すネバネバした男女に自分を重ねるのは御免こうむりたい。それが人間である。

人間は美しいもの、正しいものには自分を重ねたいし、重ねたことで間接体験ができる。それは、追体験として人の心を豊かにしてくれるし、心暖かな思い出にもなる。

反対に残酷さや行きすぎたエロスに同調して興奮するというなら、一種社会病理的な素質があるかもしれないから要注意といっていい。

なにをしたらスカッとするか考えるときに、セックスと暴力のビデオばかりを見て想像力が鈍磨した心には、それ以上のものは思い浮かばないだろう。人間は心が伴わないセックスや暴力を自分で実行したところで、満足感は得られないものである。見ていても発散できないし、実行しても発散できないものが趣味といえるだろうか。つまり、〝ビデオおたく〟もしくはそれに類似した趣味では、ストレスからも解放されず、心の浄化作用という恩恵にも与《あずか》れないという結論になる。

人間は人から褒《ほ》められること、人と人との暖かい触れ合いが得られること、清々しい達成感が得られること、この三つの条件なくしては満足感を得られない生き物である。逆に言えば、この条件によって人間は人間として存在しているのである。

発散できる趣味を見つけるためには、この三条件を満たしたものを捜せばよい。

うってつけなのが、最近注目されているボランティア活動であろう。ボランティア活動に尽くしている方々には趣味といっては失礼だろうが、最初のきっかけとしてはそうした心で始めても構わないと思う。

そもそもボランティアというのは、ヨーロッパの特権階級が社会に尽くすために無償で行なう行為を指す言葉だった。恵まれている人々が社会に尽くすのは当然の義務であるという考えは今でも健在である。

現代の日本人は特権階級みたいなものである。食べることに困らず、着るものにこだわり、常によりよい生活を求めている。ならば、よりよい社会を目指すために人の手が必要な場所に手を差し出す人が、もっともっと増えてもいいはずである。もしも自分の将来を考えるあまり病気を恐れ、老いを恐れるのだとしたら、それこそ病院や老人ホーム、福祉施設におけるボランティアを経験し、生きること、病むこと、死ぬことを考える機会に触れるといいだろう。

経験した人の中では、病気や死に対して前向きに考えられるようになったという声が圧倒的である。人間の強さというものも知ることができる。気弱な人よボランティアに急げ、と言ってもいいくらいである。

ボランティアは人から褒められる行為であるといえるだろうし、人と人との温かな結びつきが実感できる得がたいチャンスでもある。そして、なにより人の役に多少なりとも立ったという思いは清々しい達成感に結びつく。

ストレスを昇華するために、ショッピングとスポーツしか思いつかないとすれば認識不足である。ボランティア活動は今、もっとも注目される心とからだの健康法であると言ってもさしつかえないのではないだろうか。

病気への恐怖も克服できるだろうし、必死に生きている人の前にはつまらない考えもふっ飛び、心のモヤモヤも晴れること請け合いである。

ユーモア小説は心を救い、難病すらしりぞける

〝ユーモア〟はあらゆる外界のストレスから心身を守ってくれる頼もしい楯《たて》である。

こんな瞬間を経験したことはないだろうか。失恋や受験や仕事の失敗などで落ち込んだときに、思いがけない出来事で思いっきり笑い、笑ったあとで「あれ、さっきまでなんであんなに落ち込んでいたんだろう」と、一瞬、不幸を忘れてしまったことを。笑ったあとの冷静な頭で考えれば、「あんなに悩むなんてバカバカしい」と思えることも多いものだ。「笑い」の効用は、落ち込んだ原因をくよくよ何度も考える反芻《はんすう》作用を止められることにある。

起こってしまったことは、もう決して消せないことであり、しかたがないことである。ところが、几帳面《きちょうめん》で自分に厳しい人ほど、悲しいとか悔しいといったマイナスの感情に拘泥《こうでい》して、何度も反芻することが多い。

ときにはそれが、自己鍛練となり、人格に磨きをかけるきっかけとなるだろう。けれど

も、あまり長い間落ち込んでいると、からだの免疫力が下がり、こっそり忍び寄ってきた病に襲いかかられたとき、太刀《たち》打《う》ちできず、心身ともに状態が悪くなる可能性が高くなる。

もしも、自分の意志の力で、つらいことや試練にくるりと背を向けることができないのならば、なにか別の手段を見つけて、悲劇にとりついている自分の心を引っぱりはがしたほうがいい。

時が悲しみを癒してくれたあとに、からだが病気になって寝込んでしまうのでは、立ち直った甲斐がないというものである。

それには、面白い小説にでも没頭して、気分を切り替えて笑ってしまうのがいい。実際、ユーモアと前向きな精神で難病中の難病を治してしまった例もある。

『死のふちからの生還』という本を書いたアメリカの『サタデーレビュー』誌の元編集長ノーマン・カズンズ氏は、激務の中で、不治の病と言われていた強直性脊椎《せきつい》炎という膠原《こうげん》病を発症してしまう。

ところが、病院に入院して闘病するうちに、コメディ映画を見たり、面白い本を読んだりしてよく笑ったあとは、回復不可能と思われていたからだの痛みが二時間ほどなくなっていることに気づいた。

そこでカズンズ氏は、自分を快適な環境におくために病院からホテルに移り、そこでユーモアと笑いを目いっぱい生活に取り入れる。そして膠原病を克服してしまった。

この話には事実の持つ重みがある。

まさに、〝笑う門《かど》には福来《きた》る〟なのだ。

ありがたいことに、人間は同時にいくつものことに注意を払えない。面白い小説を読んだりコメディ映画を見て笑いながら、自分の不幸を泣くことは難しい。「不幸を忘れることなんてできない」と思うのなら、できるかどうか挑戦する、という気持ちで試してみたいものである。

風呂にでも入って、ゆったりしたパジャマに着替え、寝そべって一冊のユーモア小説を読む。なるべく小説に没頭しようと努力しながら……。そのうち、バカバカしい冗談や主人公のおかしな言動に「プッ」と吹き出せば、しめたものである。「あんな悲劇に出合って、もう生きていけない」と思ったとしても、面白いことには笑うことができ、お腹がすいたら何かが食べたくなるといった自分を発見することで、自分の中のしたたかな生命力を見つめ直すことができる。

そして、小説なりビデオなりを鑑賞し終わったら、なにも考えず、再び襲いかかってこようとする憂うつな思いを鼻先でピシャリとはねのけ、心の扉を閉じて寝てしまおう。それは、スキあらばからだにとりつこうとする病気を追い返し、かけがえのないからだを守るためでもある。

脳のストレスはアルコールで晴らすべきではない

ひと頃、「新人類」なる言葉がはやった。今までの価値観ではくくりきれない若者を総称した呼び方だったが、この言葉をいちばん使ったのは、テレビの司会者や雑誌の記事よりも、中年以上のサラリーマンたちだったのではないだろうか。

あの頃は、酒場に行けば、「うちの課の新人のF君。昨日急ぎの仕事があったんで残業を頼んだら、あっさりと『ボク今日はデートですから』って断られたんだよ、ありゃ新人類だな」とか「うちの課のH君だって、『今日はワインの講習会があるので定時で失礼します』ってんだ。今時のヤツはほんとに新人類でわからないねえ」という、ボヤキがどこのテーブルからでも聞こえたものだ。

中高年者にとっては、プライベートな楽しみのために上司の命令を断ったり、仕事をないがしろにするのは、まったく理解できない。そういうことが平気でできる若者は、「新人類」であり、まるで「異星人」のような存在なのである。

そういう若者のライフスタイルはさんざん批判されてきた。

しかし、心とからだの健康を考えるなら、こういう「新人類」的生き方のほうがいいのではないかと思っている。身も心も会社や仕事に捧げるというのは、ある年齢以上の人には当たり前だろう。男が、恋や食べ物や趣味にうつつを抜かして仕事を第二にするなど、想像すらできないことにちがいない。

だが、仕事仕事で一生を過ごすという生き方は、どうしてどうして、結局はストレスしか残らずにからだを壊してしまうという生き方でもあるのだ。

上司の顔を思い出してほしい。なにかというと「仕事が仕事が……」と言い、朝は一番に出社し、夜も深夜までの残業が当たり前のような生活。口癖は「入社以来、定時に帰ったことはない」で、土日の出勤も珍しくないというタイプ。「仕事のストレスは仕事で晴らすべき」などと言って、若い者がスキーやテニスの話題に興じていると水をささずにいられないという「旧人類」が、どの会社にも一人や二人はいるはずだ。

彼らは世間がなんと言おうが、「仕事人間」と言われることに誇りを持っているし、心の底から「仕事のストレスは仕事で晴らす」ということを信じている。だが、実は肉体的、精神的な疲労がたまっているということに気がついていないという人が多い。仕事というのは、どんな仕事でもストレスがたまって当たり前である。上司になれば、責任も大きくなるし、不出来な部下の面倒も見なくてはならない。売り上げも人一倍気になるし、同期の人間の動向も無視できない。こういうものはどれも精神的なストレスとなる。肉体的な疲れよりも、精神的疲れのほうが、はるかに疲労度は大きいものだ。

そういう疲労を、新人類たちは、デートや食べ物や愚にもつかないオシャベリで解消することができる。ひとつのことで凝り固まっている精神的ストレスを解消するのは、ほかのことに没頭するのが一番なのだ。仕事の疲れがあれば、仕事を忘れてひたすら自分を甘やかすことに没頭する。そうすれば、疲れた脳細胞が再び活性化してくる。

だが、旧《ふる》いタイプの人たちには、そういう術がないし、どうしていいかわからないで、結局行き着くところは、通い慣れた飲み屋ということになる。そこで、「日頃のウサを晴らす」と称しては、毎晩、痛飲を繰り返すことになる。

おまけに、仕事一途で来たので、社内の知り合い以外はあまりいないという交際範囲の狭さである。いきおい、会社の人間と会社や仕事のグチを言い合いながら飲むということになってしまう。脳は仕事で疲労困憊《こんぱい》しているのに、そこにまた仕事の話題を注いでしまう。これでは、脳をリフレッシュして新たに活性化させることなどできるはずがない。

こんなはずじゃないと思いながら、杯を重ねることになる。脳をリフレッシュさせるために、アルコールを飲むというより、疲れた脳をもっと疲れさせてダウンさせて、ようやくストレスを忘れようという飲み方である。

こんな飲み方も一年に一度くらいはいいかもしれない。だが、仕事のストレスは日常的なことだ。それを、いつもアルコールで鈍化させようとすれば、毎日の酒量が増え、行き着くところはアルコール依存症である。

私も長くアルコール健康医学協会の会長をしているからよくわかるのだが、アルコール依存症の患者のほとんどは、決して最初から無軌道だったり、人生を投げているというタイプではない。それどころか、非常にまじめに仕事や家族のことだけを考えてきた人が多い。近頃急増している主婦のアルコール依存症も同じである。自分を犠牲にしてまで、家族のことを考え家を守ってきた、そのまじめさがアルコール依存症を引き起こしてしまうのだ。

アルコールの一杯は、仕事や家事で疲れた脳を、たしかに麻痺させてくれる力を持つ。しかしほかになんの楽しみもないと、結局行き着くところは一杯のアルコール、という堂々巡りになって、アルコール依存症という地獄を生み出すのだ。

私はこう言いたい。

仕事一筋の生き方はもうよそうではないか。いつまでも健康でいたいのなら、とりあえず今夜は早く帰って、妻を相手に愚にもつかないオシャベリに興じるほうがよい。

右の脳を使って心を解放する

科学がこれだけ発達しても、人間にとっていちばん大切な脳（心）に関して多くはわかっていない。全部の秘密が解明される日を楽しみにしているが、果たして私の生きているうちにわかるかどうか。

脳に関して多少なりともわかっていることの中に、左脳と右脳の働きの違いというものがある。一時期話題になったので、知っておられる方も多いことだろう。

左脳は「理性脳」と呼ばれ、言語記憶や論理的思考を司《つかさど》っている。理屈で物を考えることや、論理的に物事を認識したり、言葉を言葉として理解することが左脳の役割だ。

右脳は「感性脳」と呼ばれ、創造力や感覚的な分野を担《にな》っている。ひらめきやアイデアにあふれる人は、右側の脳の働きが活発らしい。しかも、こちらの脳を刺激してやることで、ぐんと思考に広がりが増し、左脳の活動もより活発になるという。

残念ながら、いくら右脳パワーと持ち上げても、人間、ひらめきと感性だけでは生きていけない。やはり、秩序だとか常識だとか気配りなどが欠如していると「あの人は変わっている」などと言われる。言われるだけならまだしも、人さまに迷惑をかけることも多いだろう。

であるから、右脳ブームのように右脳ばかりを使って生きようとは言うまい。ただし、ふだん意識しないで生活していると、いつしか左脳ばかりを使ってしまうようだ。

「あれをしたら、次にこれをしなくては……」

「ああいうことになったのは、どうしてだろう」

「なぜ、あの人はこうしてくれないのか」

などといった無意識の考えは、左脳のつぶやきのようなものである。左脳のつぶやき＝ストレスの告白のようなことが多い。

さて、日頃鬱積《うっせき》している心に、左脳を使うなといっても、あまり役に立たない。なるべく右脳を使うことによって、心身をリフレッシュさせるよう試みるというのはどうだろうか。

前にも書いたことだが、人間楽しいことがあると、頭の中のホルモン分泌が変わる。イメージ思考を司る右脳を使って、楽しいことを頭の中に思い浮かべたり期待するといったことで、心身ともに気分がよくなるドーパミンやエンドルフィンなどのホルモンの分泌を促すのである。そうしたホルモンは「脳内麻薬物質」ともいわれるぐらいであるから、一層気分はよくなり、それにつれてからだの調子もよくなるというわけだ。

常日頃悲観的な人は、明るい明日を思い浮かべることが難しいことだろうけれど、ぜひ試みるべきである。

ところで、あなたにとって幸せな気分になることとはなんだろう。なんでもいい。朝でも寝る前でも望んだことを生き生きと映像化して頭の中に描き出してみよう。なにか手がけていることがあれば、それが成功したときのことを映像として思い浮かべるのもいい。もしも、病気にかかっているとしたら、からだの中の病原菌を正義の味方、白血球がやっつけているイメージを思い浮かべる。そんな自分の望みを右脳の中でたしかな映像としてイメージすると、いよいよ将来が楽しみになって、ホルモンの分泌がよくなる。

実際、こうしたメンタルトレーニングを取り入れて、患者の免疫力を高める治療がアメリカで始まっている。

この試みは、副作用のないところがいい。また、この実験に失敗はない。もしも、そのイメージ通りにならなくても、イメージしなかった場合よりも、必ずよくなっている。これをよく自分に言い聞かせてほしい。

心が左脳の現実的な思考でがんじがらめになっているのを、右脳のイメージ力で打破してやるのだ。

大作『奥の細道』は、芭蕉《ばしょう》一人の力で成し遂げられたのではないと思う。芭蕉の右脳と、お伴をした弟子の俳人・曾良《そら》の左脳との合体によって完成したものと考える。曾良は左脳的、つまり事務的能力の優れた人だったと伝えられている。

時には義務を放り出して心の好奇心に従うこと

毎日があっと言う間に過ぎていく。二十代後半ぐらいから、この感覚は切実になり、年を取れば取るほど時間は加速していくようだ。抑うつ状態に陥《おちい》った女性はこう言う。

「朝起きて食事の支度をし、掃除、洗たくをし、子どもの相手をし、また食事の支度の時間がきて、後片づけやら、洗たくものを取り込んだり、買い物に行ったり……。一日中家族のことに追われて、ひとときも自分の時間がないんです。気がつくと、自分のことはなにひとつできないうちに次の日がきてしまう。そのうち、朝、目が覚めるとひどく頭痛がするようになり、起きようとすると吐き気がして……」

この女性の場合、妊娠するまでバリバリと働くキャリアウーマンだったが、出産をきっかけに会社を辞め、専業主婦になった。ところが子どもが一歳になった頃から、家庭の中にばかりいるのが不安になり、なにをしても落ち着かなくなってきた。

けれども、子どものためには母親が側にいて、ちゃんと食事を作り、一緒に遊んでやらなければいけないと思い込み、几帳面に母親をやり通そうとしたのである。その結果、偏頭痛に悩まされ、食欲もなく、ひどくふさぎ込んだ状態から抜け出せなくなってしまうほど抑うつ状態になってしまった。

たしかに、三度の食事が母親の手料理というのは理想的である。けれども、そのために母親が苦痛を感じ、気分がふさいでしまっては、栄養はあっても笑いのない食卓になってしまう。それでは、子どもばかりでなく、同じ食卓に座る夫にとっても、食事の楽しみはないも同然である。

一家の〝太陽〟であるべき主婦は、自分が楽しい気分になるような状況を作ったほうがいい。そのためにはどうしたらいいか。こう自分に聞いてみるのがいい。

「私が笑っていられるためには、どうしたらいいか」

なにかをしなければいけないという思い込みで、ギュッと心の隅に押さえ込んでしまった心の欲求に耳を傾けることである。

夫も子どもも、母親の手料理を一週間くらい食べなくても、まずは元気に生活ができることはいうまでもない。一週間くらい、買ったお惣菜《そうざい》を出したって、それで母親がニコニコしてくれるほうが、家族にとってどれほど嬉しいだろうか。

部屋をピカピカにするために、母親が一日中難しい顔で掃除をしなくても、ちょっとぐらいホコリが積もっていても、病気になるものではない。誰かが文句を言ったって、今は自分の心とからだが破滅に向かいつつある緊急事態なのである。気にしてはいけない。

もしも、映画を思いっきり観たいというなら、ビデオと食料を山ほど用意して、家事なんて放り出して映画三昧《ざんまい》することだ。悲しい場面で泣き、おかしかったら笑い、悪役に対しては怒り、ラブシーンでうっとりする……。

そうした、人間的な感情が取り戻せたら、しめたものである。「あーさばさばした」とばかりにスッキリして、家事に対する意欲も湧いてくるだろうし、しばらく子どもを放っておいた反動で、楽しく一緒に遊べるゆとりもできるだろう。

仕事とつきあいでがんじがらめになり、好きな本一冊読めず、趣味にさく暇もなく、ストレスで胃が痛いサラリーマンの場合も同様である。毎日がつらくなり、気が滅入《めい》ったり、からだに変調をきたしたら、素直に〝心〟の声を聞くのである。

「自分は、部長につきあって日曜日にはゴルフをして出世したいのか、それとも、ときには一人で釣りに行って、のんびりマイペースで生きていきたいのか」

この場合、皮肉なことに、出世をとるタイプは、部長と毎週ゴルフに行ったところで心身症にはならないものである。出世というゴールに向かって、懸命に努力しているからであり、それが自分のやりたいことだからだ。

もし、そうではなくて、ストレスに悩んでいるのならば、あなたのしたいことは、好きなことを伸び伸びやれる人生を送ることである。

あまりに長いこと心の声に耳を貸さないと、いつしか心の声は話すのを止めてしまう。そのときは、手遅れである。なにをしても楽しくないのに、なにをしたいのかわからなくなってしまうのだから。

心とからだを健康に保つために、心とからだの叫びを決して聞き漏らさないために、ときおり自分と素直に向き合う習慣をつけるべきだ。

休日に家でゴロゴロしていると、うつ病、ボケが始まる

あなたは、日頃どんな休日を過ごしているだろうか。

朝八時頃には目を覚まし、朝食をおいしく摂り、それから好きな趣味に没頭し、外出して帰宅するまでの時間が濃くて短くて、アッと言う間に過ぎてしまった、などという週末をいつも過ごしている人は、ここから先は読む必要がない。十分に充実した人生を歩んでいるのだろうし、身も心も健康だろうから。

だが、ほとんどの人はこれとは似ても似つかない休日を過ごして、ときどき後悔の念にかられているのではないだろうか。「ああ、今週も家でゴロゴロするだけで終わってしまった」と……。

ゴロゴロするだけで終わってしまうような休日を過ごしていると、かえってからだも心も消耗してしまう。

なぜゴロゴロするのだろうか。大きな理由のひとつは、週日の仕事が忙しくて疲れがた

まっているからということだろう。寝不足気味だから、少しでも寝だめしておきたいということもあるだろう。だが、そういう肉体的疲労よりももっと大きな理由は、「ほかになにもすることがないから」という、いたって安易な理由ではないだろうか。

はじめから「なにもすることがない」という状況になったわけではないだろう。学生の頃はやることがいっぱいあったはずだ。それを楽しんでいたはずである。それなのにいつの間にか、すべてに飽きて、なにもする気がしなくなってしまったということではないだろうか。

エネルギーがあり余って、世の中はまだ面白いことがいっぱいあるはずだと貪欲《どんよく》になるべき年齢であるのに、週に一回の休日の楽しみも見つけられないというのは、心が病んでいる証拠である。休日になにもすることがない、とゴロゴロするのも立派な抑うつ状態である。

それでも、それくらいの時期に奮起して、散歩に出かけるなり、映画を観にいくなりするのなら救いがある。外気に触れることで、皮膚が活性化されて、脳が目覚めるだろう。歩くことで、これまた脳に刺激がくる。映画館や書店でさまざまな情報を受けて感動をすることで、脳が生き生きと活動を始めるはずだ。週日の仕事の疲れでダレていた脳が、新しい刺激を受けてリフレッシュする。散歩から帰ってきたときには、軽い疲労感があるかもしれないが、気分はウキウキと高揚しているはずである。

だが、家でゴロゴロしているとどうなるか。脳はなんの刺激も受けるチャンスがない。人間の脳は使わなければ鈍化していく。頭がぼーっとしたままだろうし、自分自身を楽しませることもないので、エンドルフィンやドーパミンといった快感物質も脳内に生まれてこない。

世間から一人取り残されているような気がして、その考えを紛《まぎ》らわせることもなく、ますます悪いことばかり考えていく。また、食べては寝るを繰り返していると、当然、胃にも負担がかかる。運動でエネルギーを使うこともないので、肥満にもなる。さらに動くのがおっくうになり、家から出ないという繰り返しだ。こうなると軽い抑うつ状態から、本当のうつ病になるまではわけもない。

それに、家でゴロゴロしてウトウトと昼寝やうたた寝を繰り返していると、ボケの進行が早まるというデータもある。元気だった老人が、病気で寝ついたのをきっかけにボケてきたというのは、長い間床に就くことで、足や目や脳を刺激することがなくなって、ボケてくるということである。若いからボケなんて始まるわけがないと思っている人もいるかもしれないが、そんなことはない。

休日にゴロゴロするという習慣を一度作ってしまったら、そう簡単には変えることなどできはしない。ましてや、うつ状態の人は、新しいライフスタイルにチャレンジすることが苦手なのだ。

ゴロゴロしている日曜日は、いつか心を狂わせ、ボケとなってあなたにしっぺ返しをする可能性が大きい。

規則正しい食事で心を強くすることができる

三度の規則正しい食事で強くなるのはからだだけではない。心も食事で強くなる。信じられないなどと言うなかれ。これは科学的に証明されているのだ。

それでは、どのように心が強くなるのか。

たとえば小魚や海草などにたくさん含まれるカルシウムには、人間のストレスに対する抵抗力を強める働きがある。根気がない、イライラする、疲れたなどの症状はカルシウム不足が一因と考えられる場合も多い。

また、ストレスがたまったり、胃が悪くなったりすると、からだはカルシウムを排出してしまう。そして、なお一層カルシウム不足になり、イライラしたり、胃が痛くなったりする悪循環が起こる。

ビタミンCも、肌によいだけではない。からだの中に取り込まれた有害物質を解毒《げどく》する働きがあるうえに、ストレスに対抗する副腎皮質ホルモンの材料にもなる。

また、うなぎや豚のヒレ肉などに多く含まれるビタミンBは、不足すると精神不安定になりやすいことがわかっている。中でもビタミンB_{12}は、神経の疲労を防止するというありがたい働きがあることが確認されている。

とろろや納豆などのヌルヌルした食品の中に含まれているムチン類は、胃粘膜を保護してくれる働きがある。イライラして胃酸過多になっている場合や、ストレスがたまっていて胃が痛いときには、せめて胃の壁を守るため、援軍のつもりで食べるといい。

ざっとあげただけでも、食物の中の栄養素と心の安定にはこれほどの深いつながりが証明されている。三度三度の食事が、心を強くするために役に立つのだ。

「いや、食事は面倒くさいから、栄養剤でも飲むことにしよう」

という考えが脳裏に浮かんだ諸氏よ、ちょっと待て。栄養素をぎっしり詰め込んだはずのタブレットなどでビタミンやカルシウムを補給しても、食品から吸収するよりも効果が上がらないことが証明されているのだ。

食事の効能はほかにもある。よく嚙《か》むことで、唾液《だえき》が多く分泌され、食品と混ざり合うことによって、発がん物質の解毒をすることは知られているし、嚙むことで脳の活動も活性化される。つまりは、がんの予防とボケの防止の両方である。

さらに気分転換という効果も計り知れない。

なにか食べるもののことを考え、調達し、咀嚼《そしゃく》し、味わうという過程を楽しむことによって、長く引きずっている思考が中断され、リフレッシュされる。落ち込む一方だった思考が、膨らんだお腹のおかげで上向けばしめたものである。

なんにせよ、満ち足りたお腹でくよくよすることが難しいことはご存じの通りだ。

知人に、やけに気難しい夫を持った女性がいる。すでに子どもは成人しているのだが、ご主人は普通の生活を乱すようなことはなににせよ気に入らない。とりわけ三年前に定年退職してから、一層気分のムラがひどくなった。

朝、のんびりしているときに、妻が長電話などしようものなら、一日中ブスッと黙り込む。不意の来客など来ようものなら、ムクレて部屋に閉じこもって出てこようともしない。一緒に生活するのにさぞかし骨が折れるだろうと同情するのは余計なお世話というものだ。この女性は夫につける特効薬があるといってニコニコしている。

それがなんと炊き込みご飯だというのだからほほえましい。

春のたけのこご飯、秋の松茸ご飯がことのほか好きだそうだ。機嫌の悪いときも、炊き込みご飯の食卓に、お嫁に行った娘さんを呼べば、万事オーケーというのだから、ご主人のかわいらしさがよくわかる。ブスッと食べ始めても、お代わりを食べ終わる頃には、機嫌が直ったという手応えがあるそうである。

自分はそれほど単純ではないと思うむきもあるかもしれない。けれども、騙《だま》されたと思って、前述の栄養素をなるべく揃えた食卓をしつらえ、じっくり噛んで味わってみてもらいたい。

それだけで、食物の持つ滋養はしみじみとからだと心に行き渡り、ストレスや病気に打ち勝とうとするエネルギーが生まれてくること間違いなしである。

僧侶には長命が多く、詩人が短命なワケ

ある本に面白い統計が出ている。

福島県立医科大学の森《もり》教授が中心となって行なった研究で、職業別長生きランキングというものである。昭和に死亡した著名人をリストアップして平均寿命を調べたという労作である。

それによると、一九二七〜七九年に死亡した著名人の中では僧侶の平均寿命が一番長く、詩人が一番短いとされていた。詩人の次に短いのは小説家であり、文筆業に携《たずさ》わる人間にはあまり喜ばしくない結果である。

僧侶と詩人、あなたの想像するところの生活イメージとはどのようなものであろうか。

私の知っている限りでは、歴史上の高名な詩人はかなり破天荒な生活をした人が多いような気がする。スキャンダラスな人生のほうが話題になりやすいということもあるのだろうが、自由奔放な恋愛、喜怒哀楽の激しい性格、明日のことなど考えない無計画な生活な

どが詩人のイメージである。日本の代表的詩人中原《なかはら》中也《ちゆうや》や石川《いしかわ》啄木《たくぼく》などはたしかに早世している。

対極をいくのが僧侶の生活イメージといえる。規律の厳しい生活、精神統一によってなにごとにも乱れない心、粗食、早寝早起き、山での修行……。最近では、スナックで一杯やっている赤ら顔でツヤツヤしたお坊さんも珍しくないというが、本来あるべき僧侶の生活とはこうしたものであったはずである。また、お坊さんは読経《どきよう》によって、大きな声を出す職業である。読経というのは、あの不可思議な節回しとお腹の底から朗々と出す発声で、自律神経を安らかに保つ働きがあるようだ。

ストレスをためないために、時には感情のおもむくままに喜怒哀楽を表現したり、規律でがんじがらめの生活から一歩はずれてみればよい、と今まですすめておいて話が違うと思わないでいただきたい。

僧侶の生活は、なるほど規律に従って生きるものであるが、悟りを開き、多くの人に教えを説くという問題意識をもち、それに向かって主体的にこうした生き方を選択しているところがポイントである。

こうした生活によって、僧侶は脳血管障害や心臓発作による死亡率がきわめて低く、がんの発症率も一般人より低いということがわかっている。たしかに精神を強く鍛えれば、頭にカッと血が上ることも少ないだろうし、外界との距離をほどほどに保っていれば、心惑わされるストレス要因も少なくなるだろう。逆に、物事に対して感動しやすく、感情の起伏をコントロールできないタイプは、平常心を保つことが上手な人間よりもストレスに多くさらされることになる。

長寿で有名な地域の暮らしは、僧侶の生活に通じるものがたくさんある。長寿村は山村に多く、気候の変化の激しいところに多い。そこに住む人々は低カロリーで繊維質の多い粗食を常として、そのわりに労働量が多い生活を営《いとな》んでいる。老人になっても、一日の働く分は決まっており、引退してブラブラするという考えはない。朝早く畑に出たり、山に入って作業をするという持ち分が決まっていて、家族のためにできる限りからだを動かし続けるのである。

こうした生活のよいところを、自分の生活に取り入れることは簡単である。低カロリーで繊維の多い食事を心がけること、ブラブラしないでなるべくからだをこまめに動かすこと、からだを甘やかさないこと、などはすぐにでもできそうである。

病気になった人にはおいしいものを食べさせる、という一見ありがたい配慮は、現代ではいかがなものだろうか。常日頃から飽食気味のうえ、あまり動かない病人になって、より以上のエネルギーが必要だろうか。全部栄養として使い切れないで、血管の中の余分な脂《あぶら》としてたまったり、お腹の脂肪として蓄積されたりしてしまうのがオチである。

実際、からだを動かさない病人が山ほど食べては胃腸がもたれるばかりである。病人ではなくても、あまりからだを動かさないデスクワークに従事している場合、カロリーの取りすぎは成人病の元となる。

早寝早起き、粗食、まめに歩くなどの生活習慣は、長生きの秘訣であることを常に頭のどこかに入れておきたい。

何歳になっても恋愛ベタは健康ベタ

恋は人をきれいにするということは前に述べた。

今まで、目立たなかった女性が、あるときからふっと輝いて見えるときがある。どこがどう違うというわけでもないのだが、目元がキラキラと輝いて、心なしか肌もツヤツヤしているようだ。着ている服は変わりばえしないのに、センスがよくなった感じである。背筋を伸ばし、サッサッと歩く姿もどことなく決まっているように見える。

こういう女性は十中八九恋をしている。それもとびきりいい恋だ。片思いとか両思いとかは関係がない。相手のことを考えるだけで、心が浮き立つような恋である。

なんの打算もなく、将来の心配も今のところはない。ただ、相手のことを考えるだけで、ほのぼの幸せな気持ちになってくるという恋である。

ウキウキとした気持ちが、脳を刺激し、ホルモンを刺激し、肌や髪に適度な水分を与える。脳が活性化され、それが表情筋に作用して、微笑みにも今までよりも段違いに微妙な彩《いろど》りを与える。そして、相手のことを考えるだけで、脳内の快感物質が分泌され、体中が痺《しび》れたような幸福感に包まれる。これが恋である。

こういう状態は、男性もまた同様である。

今まで服装のことなど考えなかった男が少しは見てくれを大切にするというだけでなく、恋が刺激となって、仕事や人生に対して積極的に取り組もうとする。その姿がまた美しく輝いて見えるのである。

恋というのは、人生に対する積極性を一気に開く門のようなものだ。恋の前には、疲れた心も消極的な気分も自己否定の気持ちも、すべてが消滅してしまう。精神科医の立場から言えば、恋は〝人生の特効薬〟だと思う。

だが、こういう恋ばかりができるとは限らない。いつも不幸な恋ばかりしている、と悲しんでいる人もいる。

彼らを見ていて、二つのタイプがあることに気がつく。ひとつは、今までの人生で、人を本気で好きになったことのない人。すでに結婚をしていたりするのだが、恋する気持ちとは無縁の人生を送ってきたタイプだ。もうひとつは、いつも不幸せな恋になってしまうという人たち。妻帯者を好きになったり、嫉妬《しっと》心や独占欲に振り回されて、心身ともにくたくたになってしまうタイプだ。

幸せな恋が、幸福感や希望を与えてくれ、その結果、からだの隅々までもがしっとりと輝くようになるのに対し、不幸せな恋は、絶望と疲労感ばかりが残る。そのうちに外に出るのもおっくうになり、休日を家でゴロゴロと過ごし、肌は荒れ、免疫機能は衰え、悲観主義者ゆえの抑うつ状態になるかもしれない。

恋に縁のないタイプもしかり、いつも一抹《いちまつ》の孤独感を感じるゆえに、これまた脳がリフレッシュされ、生き生きと活動することが少なくなってしまう。いつも、なんとなくからだがだるいとか、下半身ばかりが太ってしまうという人には、こういうタイプが多い。からだの新陳代謝を促進するホルモンの分泌は恋をするのが一番なのだが、その肝心の恋がないばかりに、新陳代謝が鈍いという状況に身をおきやすい。

健康でいたいなら、恋というのはどんなスポーツや医者もかなわない妙薬だと心得たい。恋下手の人は、異性に縁遠くなるだけではない、健康にも縁遠くなってしまう可能性がある。

いくつになっても恋心は失いたくないものである。妻がいるから、あるいは夫がいるからといって恋は卒業とはいかないものである。恋心が心身の張りをもたらしてくれるのならなおさらだ。とはいえ、これは決して不倫のススメ、浮気のススメではない。

少年のような淡い恋心を持ち続けることが、ストレスに対して、あるいはつまらない日常生活に対して〝活〟になるということを言いたいのだ。

洋酒のＣＭに「OLD is NEW」というのがあった。〝恋は遠い日の花火ではない〟というコピーであった。恋は人を好きになることの一つの形である。たまらなく好きになれば本物の恋だが、その前に少し好きとか、かなり好きとか、もう十歳若かったらこの人とつきあったのにとか、人を好きになるのにもいろいろな段階がある。そういう段階を楽しむこと。それが恋心である。

要は人を好きになること、こういう気持ちを見失ってはならないということだ。恋多き人生は健康である。そして恋に年齢制限はない。

企業戦士に突然死が多く、政治家が長命なワケ

企業戦士と政治家、どちらも多忙さではひけをとらない。ところが、企業戦士は成人病でポックリというケースが少なくないが、政界の重鎮《じゅうちん》はなかなかどうして、長命であることが多い。

企業戦士の死因の多くが心臓にあることから、ストレスが原因であることは明らかである。ストレスは、ほどよく効けば人生のスパイスとなって「やる気」を起こさせる良薬ともなるが、度が過ぎれば心身に重大な影響を及ぼすことは、本書で何度も述べた通りである。ストレス過剰は、副腎に障害を起こし、ホルモンの生産を妨げる。するといろいろな病気に対する免疫効果が薄れ、結果として各種の病気を招聘《しょうへい》してしまうのである。

しかも企業に勤めておられる方の多くは、ストレスの発散と称してアルコールを飲んでウサを晴らしているつもりになっているが、過度のアルコールは肝臓を傷《いた》める結果になることが多い。私はゴルフで発散していますなどと言っても、接待ゴルフでは、やはりスト

レス発散とはほど遠い。そうこうするうちに、ある日ガクッとからだに変調をきたして、バッタリと倒れても不思議ではないのが企業戦士である。

政治家にしても、ストレスの多い生活を送っていることは違いない。違いないのに、なぜ政界の重鎮は七十歳、八十歳になってもかくしゃくとしていられるのか。

だいたい政界では六十歳ぐらいでは「ハナタレ小僧」といって、まだまだ駆け出し扱いされてしまう。どれほど多くの政治家が長寿を全《まっと》うしているかよくわかるというものである。

「ニューリーダー」と若々しい呼び名がついても、すでに六十歳代という場合がほとんど。たまに、白髪のない政治家が要職にでもつこうものなら「若手」といって珍しがられるほどである。

企業戦士と政治家はどこが違うのであろうか。

もっとも違うのは、企業戦士は企業の思惑で仕事をさせられているのに、政治家は主体的に自分の人生を送っているという点である。創造的思考を働かせる人間の前頭葉は、九十歳になっても活動を止めないといわれている。さまざまな判断を常に強《し》いられ、重い責任感を背負いつつ、自分の理想や目的に突き進む姿勢がなにより長寿の秘訣ではなかろうか。

「主体的に生きる」という効能は計り知れない。

毎日がどんなに忙しかろうと、それは心に負担をかけるストレスになるとは限らない。忙しさの〝質〟によってストレスは善玉にも悪玉にもなる。自分の望む目的に向かって努力するための忙しさなら、どんなに多忙であっても常に生き生きとしていられる。この場合、多忙に生活することが「生き甲斐」であり、心身に活力を与える源《みなもと》ともなるのだ。

考えてみれば、政治家の生活は、主体的に生きているということのほかにも、からだによいと思われるところがたくさんある。よく歩き、よくしゃべる。演説などで、一日中大きな声を出していれば、かなりの運動量となる。さらに選挙区を歩き回り、会う人ごとに握手をしたり頭を下げたりするのだから、たいしたスポーツマンだといえよう。

また、政治家といえば図々しいぐらいでなければなれるものではない。過去など気にせず、なにが起こってもくよくよせず、しかも立ち直りが早い。これほど、精神衛生上いいことはない。過去にとらわれてくよくよすることこそ、万病の元なのである。それに金銭欲も含めて貪欲《どんよく》なまでの欲がある。

過去にばかりこだわって前進しないようでは、まず政治家は勤まらない。政治家にとってあるのは今日と明日だけである。今日をうまく生きていくことを心がけたい。それが積み重なって人生となるのである。これは即《すなわ》ち禅の教えでもある。

こうして考えれば、なるほど年を取ってもツヤツヤと血色のよい政治家が多いのも不思議ではない。

ここはひとつ、「日本の政治はなってない」などと文句ばかりを言うのを止めて、政治家のライフスタイルを見習ってはどうだろうか。

からだを動かし、人となるべく多く会い、いやなことはさっさと忘れて、自分の目的に向かって精力的に生きるのである。

アルコール健康医学協会で理事を勤めてくださっている聖路加看護大学長の日野原重明《ひのはらしげあき》さんは、リタイアしてからの生活を「創造的引退」と定義されている。定年後には社会的束縛から解放されることによって、かえって自己実現ができるいいチャンスであると強調しているのである。私も、こうした考え方には大賛成だ。

主体的な生き方。まじめに模索するにふさわしい命題ではないか。

終章 「つらい」と思うのも人生、「楽しい」と思うのも人生

選択はあなた次第だ

人生に挑戦し続ける気持ちが健康を支えるコツである

老人は耳が遠いものと思われている。

たしかにからだの諸機能が次第に衰えるという理由もあるが、なぜか昨日まで達者であったのに、不幸に出合ったことをきっかけに、突然今日から耳が聞こえづらくなったという話も多い。と、書けばこれもまた心に関係のある現象であることがわかるだろう。お金を騙《だま》し取られたとか、仲のよかった知人が亡くなったとか、子どもとの確執とかでいやな思い、悲しい思いをすると、ある日ふと耳が聞こえなくなってしまうのはひとつの自衛策だとも思われる。

年を取って体力も衰え、それとともに気力も萎《な》えてしまうと、こうした不幸な出来事に敢然と立ち向かっていく気力を失ってしまう。闘うことができないから、せめて「これ以上の悪いニュースは聞かないで済むように」という心からの願いをからだが受けて、耳が突然聞こえなくなってしまうのだ。これが心因性難聴である。

耳は無意識のうちに常に外界に開かれた〝心の扉〟である。目はつぶれば見えなくなるが、耳はいつなんどきも外界のニュースを心と頭に送り続ける。気力が萎えた心には悪いニュースはまことに応《こた》えるものである。いやな思いをしたくないという防御反応は、聴覚を衰えさせることによって、少しでも心を安らかに保とうとするのであろう。

体力がなくなると、人生の困難に挑戦することはおっくうである。けれども、いやなことは聞きたくないと思う心が耳を遠くする一因であるのなら、挑戦しようという心はからだをすこやかに保つ働きをするのではないだろうか。

かといって、どこまでアグレッシブであればいいのか。どこまで自分の人生の挑戦といえるのか。少なくとも、自分の人生は自分で切り開くといった心根はいくつになっても必要ではないかと思う。

また、自分がいつでも人生に挑戦し続けられるという自信を持ち続けることが大切であろう。反対にいけないのは、自分がもうなにをする力もなく、取るに足りない存在だと思い込むことである。自分の価値を手前勝手に下してはいけない。

人は、自分が頼りにされているか、世間から認められているかという、周りからの評価を気にしないではいられない臆病な生き物である。

けれども、その評価ばかりを絶対視し、誰からも必要とされていない、誰からも尊敬されていないと思い込み、自分をどんどん老化させていくことはない。

なにより、人があなたを頼りにしなくても、あなたのからだと心はあなたという〝主人〟に尽くし続け、頼りにしているものだと覚えておかなければならない。

一生を妻や夫のために、子どものために、親のために、社会のためになどと、ほかのものにばかり尽くしていないで、〝自分のために生きること〟をもっと考えてよいのではないか。そうすれば、他者からのつまらない評価に一喜一憂することもない。

さて、自分の中にたしかな指標ができたのなら、生き生きと生活するためには、なにがしかの〝挑戦〟が必要である。

自分が不満だと思うことは排除する、抗議する、自分を楽しませる工夫をする、自分を奮い立たせる。絶対に殻に閉じこもらない覚悟で討《う》って出なくてはならない。

自分が自分のエネルギーを必要とする間、あなたのからだと心はせっせと手助けしてくれる。

少しでも楽しいことを聞き漏らさないように、耳はなるべく長い間聞こえるように頑張るだろうし、楽しいことを楽しめるように、困難には打ち勝てるように、頭のボケを防いでくれることだろう。

あなたの意志が、心とからだの最大の味方である。挑戦意欲を忘れてはならない。

あなたの心がつらいのは自分のせいだ あなたには自分の心を楽しくする義務がある

心が晴々しないときは「どうして自分はこんなにクヨクヨしやすいのか」と自分を責めることで一層惨めな気持ちになってしまう。

では、どうして心が晴々としないのかと考えれば、たしかにみんな、自分のせいなのである。自分のやり方や考え方を変えれば、この瞬間は楽しく過ごせる時間に変えられる。

なにがあなたの心を悩ませているのだろうか。いやな上司だろうか、口うるさい周りの人間だろうか、失敗した仕事のことだろうか。それともうまくいかない人生や、お金の不満だろうか。

ここであなたがどんなことを思いついたとしても、私はあえて言う。それはあなたの心の問題でしかないのだと。

いやな上司も、口うるさい親も、仕事もお金も家庭もあなたを不幸にすることができない。なぜなら、あなたの心の中を支配しているのはあなた自身なのだから。

今、この本を読んでいるとき、少なくともあなたは人生のさまざまな問題に直面してはいないだろう。あなたは今、この時点では、誰からも文句を言われてもいないし、ケンカの最中でもないだろう。失敗した仕事は過去のものであろうし、恥ずかしかった出来事もとうの昔に終わったことである。お金がないといっても、今サラ金に取り立てられているわけではない。なのに、なぜクヨクヨし続けるのかといえば、あなたが好んでそのことについて考えるからである。

忘れたくても忘れられないというのは、間違っている。忘れたくないから忘れないのである。いやな出来事は忘れようと自分に言い聞かせなくてはならない。強く、言い聞かせるのだ。

いつも心が安定して楽しく過ごすためには、過去のこと、未来のことを考えないことである。目の前にあることを楽しむことに没頭しなくてはいけない。

簡単な例でいえば、日曜の夜の精神状態がそうだろう。せっかくの休みだというのに、明日から始まる月曜日のことを考えて憂うつになる。これほど残念な日曜日の過ごし方があるだろうか。憂うつになっても、楽しく過ごしても月曜日はやってくるのである。

それならば、月曜日の朝にだけため息でもつけばいい。前の晩から長々とため息をつき続ける必要はない。前の晩の不幸の原因は、あなたの心が考えてしまったことにある。

朝、妻や夫とケンカをする。家を出て電車の中でもまだむしゃくしゃしているとすると、むしゃくしゃしている原因はあなたがいまだに考えているせいである。ケンカのせいではない。強《し》いて言うなら、あなたの頭の中で再現されているケンカのせいかもしれないが、ケンカをしたときも場所もすでにそこにないことを忘れてはならない。

失敗した仕事だって、次に気をつければいい。いつまでも考えて落ち込んでいたのでは、ますます失敗も増えるというもの。あっけらかんとしているために、「なんと無責任な」と言われても構うな、構うな。いつまでもクヨクヨすることで、誰になんの得があるというのだろう。すぐ忘れて、目の前の仕事に没頭した方がよほど能率的だ。

もしも、病気にかかって狭い病室にいなければならないとしても、心が落ち込むようなことは考えないでいたいものである。心配するほうがからだに悪いとは再三述べている通りだ。

忘れようと努力することは大切な心の健康法である。「考えない」ことも同様である。

にわとりは三歩歩くと忘れるというが、そのやり方を見習うべしと言おう。不幸は自分の中で作り出すものである。傍《はた》から見た情景に自分まで惑わされてはならない。幸せでいよう、と強く願おう。周りの環境や状況はあなたの心に手も触れることはできない。心の幸せや安定はいつだって自分のために作り出せる。忘れることやなにかに没頭することで……。

無用な心の悩みには、今日で別れを告げよう。考えるのは目の前にあることだけ。人生それで十分ではないだろうか。

希望があれば、病気になってなどいられないものだ

病気になったらどうしようかと不安になるときがある。それは、現代の状況からすると無理もない。

病気の兆候や症状の特集が雑誌やテレビでたびたび取り上げられ、否応なくそうした情報に触れる機会は増える一方だ。すると、ささいなからだの痛みやだるさを感じたときにも「もしや……がん？」と不穏な病名が頭に浮かんでしまい、心配でいてもたってもいられなくなることがある。実際、〝がんノイローゼ〟の患者は増える一方である。

けれども、人のからだは案外丈夫にできている。

でなければ、こんなに生命保険会社が繁盛するわけがない。みんな長生きして掛け金が支払い額とトントンになるぐらいまで払い続けるから、保険会社は儲《もう》かるのである。生命保険会社が繁盛する限り、人間は丈夫なものだと信じて間違いない。

日々からだのささいな不調に悩み、イライラしながら病気の早期発見にこれ努めるより

は、病気のことなど考えないほうが、ずっと健康のためになる。病気に対してあまりに怯《おび》え、悲観的になることこそ心身ともに病気を招く第一歩である。

「病気」に対する不安と「老い」に対する不安は、その先に「死」がちらつくために人を不安にさせるという点ではよく似ている。この不安に対する特効薬は、常になにかに対して挑戦し続け、いい意味の興奮を伴う人生を送るよう心がけることだ。

前にも述べたが、私の母は多くの病気を克服しながら九十歳近くまで闊達《かったつ》に暮らした。母を常に生き生きとさせていたものは、旅をしたいという熱意であった。ちょっと熱があっても、旅に出れば治ってしまうと言っていた。

七九歳のときには南極へ行ったし、八十歳のときにはエベレストを四千メートルまで登頂した。最後の入院生活を送っていたときも、次はメキシコのユカタン半島のどこそこに行くと言っていた。いつもあふれるほどの好奇心に満ちている人であった。

いつも、先々やりたい事のスケジュールであふれ、それをひとつひとつ実行していく日々には「老い」や「病気」に対する不安が入る余地もなかったことだろう。たしかに母は、多少の病気などバイタリティで打ち負かしてしまう、まさに「心がからだを救う」という格好の例でもあった。

母にとっての旅行にひとしいものを、あなたがもしも見つけることができたら、きっと救いになることと思う。やりたいことなんてない、と思う人は一度自分の中の夢や欲と素直に向き合ってみたほうがいい。

もしも、世界中を見たいという欲があれば、「旅をすること」が目標となるだろうし、なにかのスペシャリストになりたかったら「学校へ通うこと」から始めてもいい。別にしたいことがなにもなくても「お金」が好きだったら「何百万円貯《た》める」といった目標でもいいだろう。自分の希望を見つけるのはそんなに難しいことではない。崇高《すうこう》な志などなくてもいい。ただ、自分はなにが好きなのかよく考えて、建設的な目標を作ればいい。

なんとか希望をかなえようと、あれこれ画策することは、生活に充実感を与えてくれる。そして、心はさまざまなアイデアでいっぱいになり、つまらない心配など、押し出してくれるだろう。

生きることは案外簡単かも知れない

俗に人の痛みはわからないという。

これは本当のことであろう。死ぬほど悩んでいる人を見て、なんであんなに悩むんだろう、要は気持ち次第ではないかと、端は無責任に思うものである。

その「端」が、いざ自分の番になると死ぬほど悩む。悩みは人間関係のこと、お金のこと、健康のこと、死の恐れとさまざまである。

実は、この他人の痛みはわからないというのを、自分に「適用」してみたらどうなるかということをつらつら書いてみたのがこの本である。

他人の痛みがわからないように、自分の痛みもわからないふりをしてしまう。苦しいときに落ち込むことは誰にでもできる。それは悩み方のセオリーのようなものである。こだわり、とらわれ、くよくよし、おろおろする。

そういう自分を一方でなんとか救い上げようとする。〝ホラ男爵〟のように自分の襟《えり》を自分で持って上に引き上げるようなものだ。

それよりも、今さっきここで悩んでいたのは自分であるが、今ここにいる自分は自分ではない、あるいはさっきここにいた自分は自分ではなく、今ここにいる自分が自分かもしれない……と、自分を煙《けむ》に巻いてしまうのである。

書いているうちに煙に巻かれたような気分になってきたので、そろそろ結論を出すが、人は「悩み」を悩んでいるうちは救われないということだ。悩みを忘れたときに救われる。悩みを悩んでいるうちは、免疫力が低下するし、気力も落ちる。やる気も失《う》せれば根性も萎える。これでは治るものも治らないし、気持ちの落ち込みをどうすることもできない。

それよりも、今悩んでいるのは自分の「脳」がご主人の自分にことわりもなく勝手に悩んでいるだけで、自分は関係ないよ、知らないよ、そんなふりをしてしまえばいい。うまく行けば気力が少し甦《よみがえ》ってくるかもしれない。そうなれば、自然治癒力は回復するし、やる気も出てくる。つまり、悩みに対して正攻法でぶつかる準備ができ上がるのである。

人間には「心」と「からだ」がある。便宜上、二つは分けて考えることが多いが、今まで書いてきたように、実は分けることができない。心の悩みはすぐからだに現れるし、からだのトラブルは心の病を引き出す。

そういうわけだから、なにかを悩み出したら、これは自分の脳が勝手にやっていることだ、自分は他人だから、そんな「ヤツ」のことは知らないとばかり、他人事にしてしまうのだ。こうすることで、平常の力を常に維持するのである。

悩むのも人生、悩まないのも人生。それを忘れないためには、われわれは生きる希望を失ってはならぬ。希望こそ、心とからだの健康を維持するための最大の砦なのだから。

（この作品『いくつになっても「輝いている人」の共通点』は、一九九五年四月、清流出版から四六判として刊行された『心はからだを助け、からだは心を救う』を改題したものです）

一〇〇字書評

切り取り線

購買動機（新聞、雑誌名を記入するか、あるいは○をつけてください）	
□（　　　　　　　）の広告を見て	
□（　　　　　　　）の書評を見て	
□ 知人のすすめで	□ タイトルに惹かれて
□ カバーがよかったから	□ 内容が面白そうだから
□ 好きな作家だから	□ 好きな分野の本だから

●最近、最も感銘を受けた作品名をお書きください

●あなたのお好きな作家名をお書きください

●その他、ご要望がありましたらお書きください

住所	〒				
氏名		職業		年齢	
新刊情報等のパソコンメール配信を 希望する・しない	Eメール	※携帯には配信できません			

あなたにお願い

この本の感想を、編集部までお寄せいただけたらありがたく存じます。今後の企画の参考にさせていただきます。Eメールでも結構です。

いただいた「一〇〇字書評」は、新聞・雑誌等に紹介させていただくことがあります。その場合はお礼として特製図書カードを差し上げます。

前ページの原稿用紙に書評をお書きの上、切り取り、左記までお送り下さい。宛先の住所は不要です。

なお、ご記入いただいたお名前、ご住所等は、書評紹介の事前了解、謝礼のお届けのためだけに利用し、そのほかの目的のために利用することはありません。

〒一〇一-八七〇一
祥伝社黄金文庫編集長　吉田浩行
☎〇三（三二六五）二〇八四
ohgon@shodensha.co.jp

祥伝社ホームページの「ブックレビュー」からも、書けるようになりました。
http://www.shodensha.co.jp/bookreview/

祥伝社黄金文庫

いくつになっても「輝《かがや》いている人《ひと》」の共通点《きょうつうてん》

平成14年 6 月20日　初版第1刷発行
平成23年12月19日　　　第12刷発行

著　者　斎藤茂太《さいとうしげた》

発行者　竹内和芳

発行所　祥伝社《しょうでんしゃ》

〒101－8701
東京都千代田区神田神保町３－３
電話　03（3265）2084（編集部）
電話　03（3265）2081（販売部）
電話　03（3265）3622（業務部）
http://www.shodensha.co.jp/

印刷所　錦明印刷

製本所　ナショナル製本

　ISBN978-4-396-31296-1 C0195

祥伝社黄金文庫

斎藤茂太 絶対に「自分の非」を認めない困った人たち

「聞いてません」と言い訳、「私のせいじゃない」と開き直る「すみません」が言えない人とのつき合い方。

斎藤茂太 いくつになっても「好かれる人」の理由

「人生60％主義」でいこう！　毎日をイキイキ過ごす、今日から楽しくなるちょっとしたコツ。

遠藤周作 生きる勇気が湧いてくる本

人生に無駄なものは何ひとつない。人間の弱さ、哀しさ、温かさ、ユーモアを見続けた珠玉のエッセイ。

遠藤周作 信じる勇気が湧いてくる本

苦しい時、辛い時、恋に破れた時、生きるのに疲れた時…人気作家が贈る人生の言葉。

遠藤周作 愛する勇気が湧いてくる本

恋人・親子・兄弟・夫婦…あなたの思いはきっと届く！　人気作家が遺した珠玉の言葉。

三浦敬三 100歳、元気の秘密

冒険家三浦雄一郎の父は、100歳・現役スキーヤー。いくつからでも始められる、〝健康生活術〟大公開！